SALUD Y CRECIMIENTO INFANTIL SIN MEDICAMENTOS
© Adolfo Pérez Agustí

Edita: Ediciones Masters
Fernán Caballero, 4-1º dcha.
28019 MADRID (Spain)
edicionesmasters@gmail.com
http://www.edicionesmasters.com

SALUD Y CRECIMIENTO INFANTIL SIN MEDICAMENTOS

En este libro los niños son los protagonistas, junto con sus problemas y su educación, más que nada porque habitualmente no tienen voz ni voto, ni siquiera en el Parlamento. Por los niños decidimos todos, los padres, los educadores y los legisladores, pero siempre pensando y decidiendo por ellos, con lo cual es muy posible que nos equivoquemos. Los pequeños enanos, como alguien les denominó, ni son tontos ni por supuesto insensibles. Padecen y disfrutan de la vida igual que los adultos, aunque para nosotros sus problemas no tengan importancia y creamos que con un beso lo solucionamos todo. Pero estos pequeños humanos están sujetos a depresiones, temores e inapetencias, con mayor frecuencia que los adultos y necesitan mayor paciencia y comprensión que los demás miembros de la familia. Junto a los abuelos, son los más indefensos de la sociedad. Por tanto, no les hagamos nosotros unos infelices y escuchémosle siempre que nos demanden ayuda. Su mundo es tan pequeño, pero tan importante, que su felicidad depende de un hilo, casi siempre manejado por los adultos.

Así que, y dentro de los problemas que tienen los niños, un crecimiento menor de lo habitual le causará complejos, angustias y en ocasiones infelicidad. Las comparaciones con sus compañeros de juego suelen ser con frecuencia crueles y salvo que se enfoque su autoestima hacia valores no intrínsecamente físicos, lo que no es difícil en un buen educador, el niño acusará su baja estatura con desazón.

No aseguramos que los consejos que damos en este libro sean totalmente eficaces para lograr un crecimiento continuado y normalizado, pero con seguridad conseguirán que lo que está determinado por la genética pueda lograrse. Si le aportamos todo lo que necesita para su desarrollo, alimentos, sueño, afecto y ejercicio, con seguridad superará la talla aparentemente determinada por sus padres.

PARTE PRIMERA

UN CRECIMIENTO ESTÁNDAR

He sustituido el término habitual de "crecimiento normal" por el de "crecimiento estándar", puesto que esa desafortunada frase da lugar a no pocos sustos entre los padres al notar que su pequeño no está dentro de esa tabla rígida que presentan algunos manuales. Si bien es cierto que se debe acudir al médico cuando veamos una anomalía manifiesta, no debemos hacerlo cada vez que notemos que nuestro hijo no está dentro de esas tablas de pesos y medidas que manejan los médicos.

Física e intelectualmente, cada niño se desarrolla a su propio ritmo y manera y esas tablas, incluida la que ahora les mostraremos, son solamente referencias y no verdades inmutables. Un niño, su hijo, no lo olvide, crecerá según su organismo lo decida y su psiquismo se irá desarrollando según la Madre Naturaleza decida. Los niños son pequeños, pero saben escuchar y ver, y le quedarán muy grabadas en su mente las múltiples conversaciones que sus padres tengan con los médicos, especialmente cuando se refieren a "no crece", "parece tonto", "suspende en el colegio" y "se deja pegar por sus compañeros". Si tiene que hablar mal de él con el médico, hágalo en privado.

Un desarrollo medio:

30 días: agarra el dedo o un objeto que le ponen en la mano
60 días: puede levantar la cabeza tumbado boca abajo. Comienza a sonreír.
6 meses: emite sonidos que los padres gustan de identificar.
7 meses: puede aguantar un tiempo sentado.
9 meses: comienza a moverse o gatear.
10 meses: se desplaza con facilidad e intenta ponerse en pie.
12 meses: comienza a hablar, da palmadas y efectúa sus primeros pasos.
15 meses: se entretiene con sus juguetes y se mantiene en pie sin problemas.
18 meses: se levanta y sienta sin ayuda.
2 años: puede bajar y subir escaleras. Aumenta su fuerza sensiblemente.
3 años: intenta vestirse él solo.

Un consejo:

Nunca someta a su hijo a un test de inteligencia. Un niño puede estar muy dotado para unas cuestiones y ser torpe para otras. Ningún test puede evaluar todas ellas, al menos las 120 funciones conocidas. Los que tienen habilidades para las ciencias suelen ser torpes con el arte y las manualidades, y viceversa.

La memoria no es síntoma de inteligencia y en ocasiones sirve para camuflar muchas torpezas. Un niño debe entender lo que aprende, nunca memorizarlo. Si no lo entiende puede ser por alguna de estas razones:

1. No se lo han explicado correctamente.
2. No le gusta lo que le enseñan.
3. No dispone de buena salud.
4. El ambiente no es adecuado.

Si acude a un psicólogo por bajo rendimiento escolar, tenga en cuenta que solamente le podrá proporcionar una conclusión superficial, puesto que no conoce todo el entorno del niño, incluido el nutricional. Sus conclusiones solamente son parciales y nunca concluyentes ni definitivas.
No debe olvidar, también, que el desarrollo intelectual de un niño depende básicamente de:

1. La herencia
2. La familia
3. La alimentación
4. El colegio
5. Los amigos y el medio social
6. Los estímulos que vaya recibiendo
7. La posibilidad que tenga para desarrollarla

La herencia

No solamente heredamos unas características físicas, sino que también nuestras habilidades psíquicas son igualmente transmitidas en nuestros genes. Ello no quiere decir que todo quede tan definido desde el momento de la concepción que no podamos hacer nada posteriormente, ya que, como ya hemos indicado, hay una larga serie de factores que modifican nuestro desarrollo en uno u otro sentido. Además, y como es bien sabido, no solamente heredamos características de nuestros padres, ya que también los abuelos nos transmiten genéticamente algunas de sus peculiaridades.

PROBLEMAS MÁS HABITUALES

Lloros:

No hay nada que conmueva más en este mundo que el lloro y el sufrimiento de un niño. Por eso resultan incomprensibles aquellas personas que son insensibles al llanto continuado de un pequeño, incluso aunque no sea de su familia. Pero en esto de los llantos infantiles también los psicólogos nos han proporcionado pautas y soluciones, algunas de ellas francamente desacertadas. Por desgracia, cuando sus consejos son erróneos, a sus pacientes les cuesta admitir que han acudido a un mal profesional. Les es difícil aceptarlos en su justa medida y oponerse a ellos, puesto que al estar avalados por personas supuestamente sabias dan por hecho que son certeros. Nuestro consejo, una vez más, es que usted escuche, lea, pero finalmente tome sus propias decisiones.

Hay quien afirma que los niños, cuando lloran, no lo hacen habitualmente porque les duele algo, sino exclusivamente por llamar la atención. Bien, es posible que sea así, pero pónganse por un momento en el lugar del pequeño: sentado siempre en su silla, tumbado en la cuna y, en ocasiones, encerrado en un corralito. Su vida y sus deseos dependen exclusivamente de los adultos, estando limitado su mundo a lugares tan reducidos que es comprensible que se aburran y necesiten llamar la atención. Observen la cara de satisfacción cuando le dicen que van a salir a la calle, a ese mundo tan enorme y lleno de estímulos de todo tipo.

Bien, pues cuando alguien le aconseje que deje llorar a su hijo cierre sus oídos y atiéndale, tantas veces como sea necesario. Primero son sus necesidades, luego las de usted.

Los padres no necesitan de los niños ayuda física y pueden distraerse, discutir o leer sin que esos pequeños bajitos les cojan en brazos. Pero los niños dependen exclusivamente de nosotros, no tienen otras opciones.

Los adultos podemos incluso llorar de felicidad, pero los niños todavía no han desarrollado esa forma de expresión emocional, así que cuando lloran nunca es por placer. No lo olvide antes de volverse inflexible cuando les vean soltar lágrimas.

Tópicos incorrectos:

- *No hay que coger a un niño en brazos porque se acostumbran.*

Cierto, PERO se acostumbran a recibir cariño.

- *Los niños lloran para llamar la atención y no hay que hacerles caso casi nunca.*

Cierto que lloran para llamar la atención; no tienen otra forma de pedir ayuda o compañía.

- *Hay niños que han nacido llorones.*

Un niño sano y feliz NUNCA llora. Se nace sensible o insensible, pero nunca lloran por molestar. Eso ocurre después, en la adolescencia o en la madurez.

- *Llorar fortalece los pulmones.*

Se fortalecen mejor riendo o cantando.

- *Los niños solamente lloran cuando están sucios, porque tienen hambre o por estar enfermos.*

Al igual que los adultos, también lloran por estar tristes, por miedo, por soledad o por inseguridad. También les molestan los ruidos fuertes, las voces, el calor o el frío, la luz intensa, etc.

- *Los niños pequeños deben dormir solos en su habitación.*

Desacertada costumbre que solamente sirve para que los padres duerman tranquilos. Los niños pequeños perciben la soledad y eso les da miedo. Si quiere hacer un daño serio a su hijo déjele dormir solo en una habitación y no acuda cuando llore pidiendo compañía. Así demostrará que es usted duro de corazón y que posee unas ideas sobre educación que necesitan una revisión urgente.

- *Los celos en los niños hay que corregirlos.*

Quizá quien necesita corrección es usted. Posiblemente eso que usted considera celos es solamente que se siente desplazado ante otros niños o familiares. Con mucha frecuencia las madres otorgan más besos a los hijos ajenos que a los suyos propios. Su hijo debe notar que él es lo más importante para usted y que los hijos de los demás son encantadores, pero que no pueden compararse.

- *Los niños deben aprender a solucionar sus problemas con sus compañeros.*

  Siempre que el asunto no se desborde. Del mismo modo que los adultos acudimos a la policía cuando alguien nos amenaza o hace daño, los niños necesitan que les ayuden cuando tienen problemas con un compañero. No minimice nunca los problemas personales de sus hijos.

- *Cuando dos niños se pelean, ambos tienen la culpa.*

  Falso. Siempre hay un agresor y un agredido que se defiende. Castigar a los dos es una de las injusticias más frecuentes que se cometen entre hermanos o en los colegios. Moléstese en averiguar quién es el culpable de la agresión.

Algunas recomendaciones:

1. No castigue severamente a sus hijos cuando hagan una trastada jugando. La mayoría de las veces es involuntaria.

2. Piense la cantidad de veces que usted ha roto algo sin querer y no por eso ha venido nadie a darle unos azotes. Si le han pintado la puerta del cuarto de baño con pintura indeleble, procure esconder mejor sus utensilios de bricolaje. Explíqueles que la casa es de todos, de ellos también, y que si la estropean no podrán disfrutar de ella.

3. No fuerce a que su hijo diga siempre la verdad. En ocasiones está tan atemorizado ante su travesura que el único recurso que le queda es la mentira. Déjele respirar y cuando esté más calmado pregúntele lo que quiera. En ese momento le dirá la verdad, toda la verdad y nada más que la verdad.

4. No trate de que el pequeño le comprenda a usted, tan grandote y fuerte, es usted el que tiene que ponerse en su lugar.

5. No grite para explicarle lo que debe y no debe hacer. Hable, explique, motive y juegue con él. Una sonrisa consigue más milagros que mil palabrotas.

6. Su habitación y especialmente sus juguetes, son su terreno, sus tesoros. Nunca le tire nada sin pedirle permiso aunque a usted le parezca solamente un juguete destripado.

7. Ustedes, los padres, no son sus amigos. Un amigo es alguien con quien compartir momentos de ocio. Un padre, una madre, es mucho más que eso. Los amigos cambian con el paso de los años, pero los padres están

siempre a nuestro lado, especialmente en los momentos difíciles.

Disciplina

Suena tan mal la palabra, reminiscencias de un pasado cercano, que cada vez que se menciona nos suena a imposición, falta de libertad y ausencia de felicidad. Pero adecuadamente explicada a los niños, la disciplina supone cuidar el propio cuerpo, mantener cada cosa en su sitio para encontrarla después, comportarse adecuadamente delante de los demás, permitir que todo se pueda realizar según nuestros planes y, también, no faltar el respeto a los demás.

El problema que surge siempre cuando queremos emplear disciplina, o aplicar disciplina en los niños, es que todo suena a imposición y nunca entienden que se hace "por su bien". La disciplina, según los pequeños, es algo que los mayores necesitan para estar tranquilos.

Lo que nunca debe hacer:

- No dar explicaciones cuando trate de que le obedezcan.
- No dar ejemplo usted mismo.

Los castigos

Si no existieran los castigos, los más fuertes terminarían siempre por imponerse a los más débiles. Eso es algo que los legisladores comprendieron hace cientos de años cuando establecieron unos castigos adecuados al mal ocasionado, no tanto para que sirviera de ejemplo a los futuros delincuentes, como para evitar que el trasgresor de la ley volviera a reincidir.

Un niño que efectúa una mala acción deliberadamente y que no recibe un castigo por ello, aprende pronto que ese es un buen modo de conseguir sus propósitos. Si un niño pega a otro para quitarle un juguete y nadie le castiga, entenderá que robar los juguetes a los amigos no es malo, o al menos que no implica ninguna consecuencia.

Ese es el motivo por el cual nunca debemos consentir que un niño pegue a otro sin recibir un castigo, aunque algunos padres gustan decir "¡que espabile!", refiriéndose al más débil. En este sentido, también es muy frecuente que los profesores dejen que los niños solucionen sus propias diferencias, incluso empleando los golpes, considerándolo "cosas de niños" sin importancia. Obviamente, para el ganador la pelea no ha tenido importancia, pero para el que ha recibido los golpes sí. Si los adultos, especialmente los profesores, no emplean el castigo para estos pequeños matones, siempre habrá niños que utilicen la violencia para conseguir sus fines.

Algunos consejos:

1. Nunca pegue azotes o cachetes a los niños. Estará empleando también la violencia física como un medio para educar.
2. Si tiene que castigar emplee primero algún truco psicológico. Si se siente desplazado a causa de su acción, tratará de ser mejor la próxima vez. El pequeño debe entender que su comportamiento hace daño a los demás y que por ello nadie querrá compartir nada con él, ni siquiera compañía.
3. La recompensa parece ser el mejor sistema para encauzar a los niños, aunque el premio no tiene que ser siempre material. El cariño hace milagros.
4. Si su hijo frecuentemente se comporta bien tiene que valorárselo y demostrarle que se da cuenta. Todos los niños agradecen que les feliciten y la mayoría de sus acciones están enfocadas a conseguir el aplauso de los mayores. Cuando un niño realiza con esmero unas tareas en el colegio, en realidad está pensando en la felicitación que le dará su profesor o sus padres por ello. Del mismo modo, un niño se comerá toda la comida con más satisfacción si sabe que sus padres se alegrarán por ello.
5. En el colegio es vital que los profesores feliciten a los que demuestran más interés en hacer bien sus trabajos, aunque ello no quiere

decir que menosprecien a quienes, aún intentándolo con firmeza, nunca consiguen mejorar sus notas a causa de sus condiciones intelectuales. Está admitido que cuando los profesores tratan con niños con minusvalías lo hacen con gran delicadeza y aplauden cualquier tarea medianamente bien realizada. Pero en los colegios solamente se premia al que saca buenas notas, no especialmente a quienes se esfuerzan. Un niño que intenta hacer bien sus cosas y no lo consigue, necesita tantos aplausos como aquél que saca siempre sobresalientes.

6. Sea flexible con el castigo. No trate de mantener sus palabras para demostrar lo fuerte que es. Aunque haya dicho acalorado, "tres días sin ver los dibujos de la televisión", conviértalos en uno solamente. Usted no es un carcelero, es un padre, o una madre.

7. El problema surge cuando uno de los dos padres no quiere levantar el castigo. Sin lugar a dudas, ese progenitor será, a los ojos del niño, el malo y a nadie le agrada que le cuelguen ese papel. Ya están lejanos los tiempos en los cuales la madre solía amenazar al niño con "¡cuando venga tu padre de vas a enterar!". En aquella época el padre simbolizaba para el niño el demonio en persona, mientras que la madre era la Virgen María reencarnada. Por tanto, en el hogar nadie debe asumir el papel de inquisidor o carcelero. Si hay discrepancias entre el tipo de castigo a imponer o la duración, deberán discutirla los padres en privado hasta

llegar a un acuerdo, nada difícil puesto que, a fin de cuentas, se trata de su hijo.

8. Una vez cumplido el castigo, fuera rencores. Prohibido volver a hablar de ello y hay que demostrar que se le sigue queriendo como antes, aunque haya sido malo.

9. Acompañe al niño en su castigo. No le deje solo "para que aprenda".

10. Si el niño manifiesta arrepentimiento no le quedará más remedio que levantar el castigo. Los jueces no lo suelen hacer, pero usted ni es juez ni está tratando con delincuentes.

11. Nunca obligue al niño a que diga palabras que no sienta. Tampoco le fuerce a que de un beso a ese compañero suyo que tanto daño le suele hacer. El acercamiento debe venir siempre del culpable, no de la víctima.

12. Si su hijo reincide una y otra vez en portarse mal, suele dar resultado privarle por algún tiempo de algo que le gusta. Primero emplee los razonamientos o ponerse serio con él. Cuando todo fracase adviértale sobre las consecuencias, antes de ejecutarlas. Esto es similar a las señales de tráfico prohibitivas. Todos sabemos las consecuencias si no las tenemos en cuenta y debemos asumir el castigo si decidimos ignorarlas.

Ojo:

No le digan nunca al niño: "¡Te odio!" o, "¡No te voy a querer nunca más en la vida!". Para un niño pequeño su mundo empieza y termina en su hogar, en sus padres, no sean crueles empleando este tipo de comentarios. De todas maneras, si considera que se ha pasado con el castigo, ya sabe que los besos hacen milagros.

No le amenace con castigos terroríficos, como por ejemplo: "me voy a marchar de casa y te dejaré solo", "voy a llamar al coco para que te coma", "te llevaré al sótano al cuarto de las ratas", "esta noche vendrá el diablo y te llevará al infierno para que te quemes". Para usted eso solamente serán palabras, para el niño suponen momentos de pánico.

Divorcios

Ya nadie duda que "los padres son los que se divorcian, los niños no", pero, aún así, hay quien sigue empeñado en separar a los hijos de uno de los progenitores. Utilizándolos como venganza o como moneda de cambio, la persona que se queda con la custodia de los hijos amenaza y chantajea al otro para conseguir su propio beneficio. Escudándose en que "los niños necesitan tranquilidad" o "lo principal son los estudios", privan a sus hijos de ver al padre que ya no vive con ellos. Y en caso de que no se paguen las pensiones alimenticias, lo primero que utiliza es la privación de ver a los hijos. "Si quieres verlos, paga", es todo cuanto dicen sin la menor vergüenza. Cambian hijos por dinero.

Usted debe saber que:

- Los hijos siempre sienten el divorcio de sus padres, incluso siendo mayores.
- Usted puede que se haya equivocado con su matrimonio, pero el error lo deberían pagar solamente los esposos, no los hijos.
- No es totalmente cierto que cuando un matrimonio se lleva mal lo mejor para todos es el divorcio. Posiblemente sea lo mejor para los esposos, pero no para sus hijos.
- El peor momento, me refiero siempre a los niños, para el divorcio es cuando los hijos tienen entre 18 meses y 5 años. En esa época su vida empieza y termina en el hogar y no conocen ni sienten interés por otro mundo. Si han decidido divorciarse sería conveniente que reconsiderasen su postura y trataran, al menos, de retrasarlo.
- Los hijos deben estar siempre al margen de los problemas de los padres.
- Nunca les ponga en el dilema que escojan con quién quieren estar. Casi siempre desean estar con ambos.
- Evite que ellos se sientan culpables de su divorcio.
- Casi siempre, quien abandona o es expulsado del hogar es quien lleva la peor parte con respecto a los hijos.
- No trate de explicar a sus hijos las razones por las cuales sus padres se van a divorciar. Un

niño no puede entender la complejidad de las relaciones humanas.

- Intente, por encima de todo, que no sienta miedo ante la nueva situación y que sepa que ambos padres le siguen queriendo y podrá verles siempre que lo desee.
- Ningún juez puede impedir a un padre o madre que vea a su hijo. Si una sentencia inhumana dice algo similar recúrrala tantas veces como haga falta y si, aún así, la sentencia se mantiene, escuchen sus corazones y compórtense como personas que realmente quieren a sus hijos. Los hijos, habitualmente, quieren seguir viendo a sus padres diariamente.
- Si ya están separados, no establezcan una lucha para ver quién aporta más bienes al niño, ni traten de abrumarle a besos y caricias. Aunque les siente mal, deben tratar de mantener ambos las relaciones con los hijos, evitando que el nuevo padrastro o madrastra, ocupe el sitio del verdadero progenitor. El término "papá y mamá", solamente se debe emplear en los verdaderos padres.

Compartir el trabajo

Hay una gran diferencia entre pedir a un niño de cinco años que ayude en al casa a pedírselo a un joven de 18 años. Con el primero emplearemos la motivación y el juego, mientras que con el segundo debería bastar el razonamiento.

En los niños muy pequeños, para empezar a responsabilizarles de la casa se le puede pedir que no rompan los juguetes, puesto que luego no podrán volver a jugar con ellos. Después se les inculcará que deben hacer lo mismo con su ropa y su propio cuarto, cuidados que poco a poco deberá extender al resto de la casa. Con esta postura se les está tratando de hacer entender que si quieren disfrutar de su casa tienen que cuidarla, creándole un sentido de responsabilidad que le permanecerá toda la vida.

Hasta los 7 años no suele ser recomendable pedirle que haga ciertas cosas por los demás, como ayudar a poner la mesa, aunque la mayoría de los niños suelen reaccionar favorablemente cuando se les encarga trabajos propios de los mayores.

Por razones biológicas o sociales las niñas suelen preferir ayudar a la madre y los niños a los padres. Aunque las tendencias van más por igualar a ambos sexos, lo cierto es que cuando se deja en libertad para escoger a niños y niñas, la mayoría manifiestan unas inclinaciones distintas, lo que demuestra que el sexo marca ya algunas diferencias. Para muchos psicólogos esto es solamente una costumbre social y no algo natural, pero yo les recomendaría que fueran prudentes y no tratasen de obligar a sus hijos a realizar cosas que no soportan.

Debe evitar ir con las modas hasta el punto en que usted vista con faldas a su hijo y de marine americano a su hija. Respete los gustos de sus hijos por encima de todo. Sé de unos padres que por aquello de la igualdad de sexos regaló a su hijo de ocho años una muñeca y a su hija un fusil lanza-rayos, en la creencia de que, por fin, ambos eran iguales. Afortunadamente, y a pesar de las insistencias de sus padres para que llevaran los juguetes al colegio, los niños decidieron intercambiarse los juguetes antes que soportar las burlas de sus compañeros.

La igualdad, amigos míos, está en las leyes y en el trabajo, pero no necesariamente en los gustos.

He aquí algunas recomendaciones para que involucre a sus hijos pequeños en las tareas domésticas:

1. Si tiene animales domésticos pídale que comience a cuidarle en algo sencillo, como darles de comer.
2. Hacer la cama es bastante complicado para él, pero al menos pídale que coloque la ropa adecuadamente cuando se acueste.
3. Ellos pueden empezar a limpiar pasando un trapo para quitar el polvo.
4. Pídale que meta su ropa sucia en la lavadora.

No le pida lo siguiente:

1. Que trate de lavar a los animales domésticos. Posiblemente se hagan daño los dos.
2. Que haga la habitación de sus hermanos. Esto supone casi siempre un castigo para él.

3. Que le ayude en la cocina. Casi todas estas labores son demasiado peligrosas para un niño.
4. Que tienda la ropa. Con seguridad, la tendrá que lavar de nuevo o buscarla en el suelo del patio.
5. Que ponga betún a sus zapatos. Le tendrá que bañar de nuevo si lo intenta.
6. Que ponga la mesa. Los utensilios para comer suelen ser peligrosos.
7. Que salga a comprar el pan o el periódico solo.

Ojo:

• Nunca le pida que le ayude cuando acaba de venir del colegio. Déjele un tiempo libre. Aunque usted esté agotado/a de tanto trabajo, debe dejar respirar a su hijo antes de pedirle su ayuda.

Y a sus hijos mayores:

Le será muy difícil lograr que sus hijos mayores colaboren en las tareas del hogar si no lo llevan haciendo desde pequeños. Cuando su vida empieza a salir al exterior, la casa de los padres pasa a un segundo plano y en ocasiones hasta la afectividad. Es la época en la cual serán capaces de desvivirse por una amistad, por un amor y por un ideal, pero no aceptarán hacerlo por su propia familia. "Quiero vivir mi vida", le dirán, y le costará hacerles entender que eso no puede ser a costa de la de sus padres.

Por eso, y puesto que ya tienen edad para entender lo que es solidaridad y respeto a los semejantes, debe usted insistir en que la ingratitud no entra dentro de esas virtudes. No le quedará más remedio, para que ustedes, como padres, no se sientan explotados y sin derecho para disfrutar de la vida, que ser tajantes a la hora de pedir cooperación.

He aquí algunas normas que parecen dar resultado:

- No haga nunca una labor que le corresponda a sus hijos. Su propia habitación, el cuidado de su ropa (lavado y planchado) y el limpiar lo que ellos han manchado, son tareas ineludiblemente de ellos.
- Si a causa de una actitud hostil no aceptan ningún trabajo en el hogar, permítales que vayan a la calle con la ropa sucia o sin comer. Ellos han elegido ese modo de vivir, no usted.
- Cuando todo fracase hágales entender que ustedes, los padres, están tan necesitados de cariño y de ayuda como ellos, y que no son diferentes por ser mayores. Explíqueles que la vida no se detiene cuando se tiene hijos, ni cuando se cumplen los 50 o los 60; que la búsqueda de la felicidad no nos abandona nunca.
- Tenga una respuesta elaborada para cuando le digan aquello de: "yo no pedí venir a este mundo". Ese chantaje lo utilizan quienes empiezan a manifestar sentimientos malvados.

Hay quien suele responder, muy acertadamente: "ni yo que vinieras tú". Hay que dejar bien claro que el tener hijos es una lotería del destino, y que nadie, ni hijos, ni padres, pueden elegir las características de quienes van a compartir sus vidas.

Educación sexual

Por mucho que lo intentemos, no hay una norma perfecta para explicar a los niños "de dónde vienen los hijos" y a los jóvenes cuál es el comportamiento sexual correcto. Hay que estar preparados para cuando nuestros pequeños empiecen a manifestar interés por su cuerpo, por el de los padres y, posteriormente, por el de sus amigos. También tendremos que tener elaboradas las respuestas precisas a esas preguntas que nos hacen sonrojar más a los adultos que a los niños.

"Jugar a los médicos" suele ser la primera excusa para que niños y niñas empiecen a tocarse sin que lo consideren algo vergonzoso, salvo que sean sorprendidos por un adulto. En ese momento, lo que para ellos era aprender anatomía de una manera práctica y directa, sin dibujos ni ilustraciones encantadoras, puede ser la base de partida para que consideren el sexo como algo malo, algo que hay que esconder. Si usted, cuando les sorprende, no les grita, ni les castiga y ni siquiera se pone serio, tiene muchas probabilidades de lograr que su hijo tenga una educación sexual correcta. Justo en ese momento es cuando debe empezar a explicar "de dónde vienen los niños".

Si son muy pequeños, cinco años, por ejemplo, no hay necesidad de que les explique lo que es el coito, ni la eyaculación o el orgasmo. Cada cosa a su tiempo. En ese momento solamente están deseosos de saber las diferencias anatómicas entre niños y niñas.

He aquí unos consejos:

- Responda solamente a lo que le pregunten.
- No fuerce el tema. Si sus hijos no parecen interesados en hablar de ello no les obligue.
- A partir de los siete años ya tendrán comentarios de este tipo con sus compañeros de clase, por lo que sería conveniente empezar a saber cómo explican sus compañeros las relaciones sexuales. Intente matizar lo que haya oído, buscando siempre la parte de amor y ternura que deberían acompañar las relaciones sexuales. Corte la conversación cuando su hijo no manifieste más interés por ello.
- A partir de los 10 años ya es necesario que las niñas conozcan todo lo referente a los cambios que su cuerpo va a tener, la menstruación y la concepción. Poco a poco y sin desligar nunca la parte afectiva de la sexual, explique que las relaciones sexuales tienen dos finalidades básicas: dar satisfacción a la humanidad y asegurar la continuidad de la especie.

- Si su hijo/a manifiesta inclinaciones homosexuales no las reprima con brusquedad, pero tampoco las promocione. La adolescencia es una edad de confusiones y sentimientos muy intensos, por lo que no conviene precipitar acontecimientos sobre el modo de sentir y amar de los jóvenes. Es la época de las grandes amistades, de los amores platónicos que impiden dormir, de las grandes desilusiones y, con frecuencia, del miedo a la sexualidad. Explique a su hijo que usted no va a interferir en sus sentimientos, por extraños que le parezcan, pero que le gustaría que no se precipitase.

- Ese mismo planteamiento quizá le toque asumirlo si su hijo dice que se quiere "meter a cura", formar parte de una secta religiosa, o ser militante activo de una organización política o ecologista. En esa edad los ideales son el motor de sus vidas y es bueno que sea así. Pídale que se tome unos días de reflexión antes de decidir cuál será el camino que va a seguir.

Peligros:

1. Déjeles bien claro a sus hijos pequeños que nunca vayan con extraños, aunque les digan que vienen de parte de ellos. Explíqueles cómo se deben comportar en caso de que alguien insista en llevárselos. Un niño que llora o que pide ayuda, es siempre un reclamo para que acudan personas que le liberen de un posible secuestro.

2. No les deje que vayan a los lavabos de los adultos en solitario.
3. Procure que sus amistades sean siempre niños de su misma edad.
4. Si ya regresan solos del colegio asesóreles cuáles son las normas a seguir.
5. Explíqueles que la policía está para ayudarles en cualquier problema, que no les tenga miedo.
6. Insista para que cuenten a los profesores el mal comportamiento de sus compañeros. Si no quieren hacerlo directamente, hágalo usted por él.
7. No le pegue si le escucha decir palabrotas. Inicialmente supone un modo de expresarse habitual, aunque debe hacerle entender que ese modo de hablar es propio de niños maleducados.
8. No corte la televisión cada vez que salga una escena de sexo fuerte. Eso le daría una visión equivocada de las relaciones humanas. Si no quiere que las vea tenga precaución antes de poner ese tipo de películas. Y si ya es inevitable, explique lo que es el cine y cómo los actores fingen todo.

El sueño

El sueño, el descanso diario, es tan necesario para la salud como comer. Nuestro organismo aprovecha precisamente las horas de sueño para restaurarse y mejorar, como si fuera un ejército que repone fuerzas después de la batalla. Es en ese momento cuando la salud se restablece, la mente se apacigua y los instintos se adormecen. En los niños, además, es cuando la hormona del crecimiento se segrega en mayor cantidad y les proporciona pequeños y continuados aumentos de estatura.

He aquí unas normas para un buen dormir:

- No existe una hora mejor para irse a la cama, siempre que no disminuya el número de horas que cada persona necesita. No obstante, seguir los dictados de la naturaleza y acostarnos con la llegada de la noche no es una costumbre social, sino que obedece a nuestro propio ritmo biológico.
- Levantarse al amanecer, cuando el sol comienza a salir en el horizonte, sigue siendo uno de los placeres más intensos de nuestra vida.
- Tampoco existen unas horas concretas para dormir y cada uno debe adaptarlas a sus necesidades. Estas necesidades pueden variar periódicamente, dependiendo de nuestras actividades y necesidad de reponer energías. Las ocho horas establecidas como imprescindibles son bastante acertadas y suelen corresponder precisamente a las horas sin sol.
- Los niños pequeños necesitan dormir mucho, mientras que los ancianos restablecen sus fuerzas con apenas seis horas.
- En los niños es vital la rutina a la hora de cenar y acostarse. Que cenen temprano y se acuesten

temprano, siempre y cuando no convierta esta sana costumbre en una dictadura o una norma imposible de alterar.

- Si puede prescindir del despertador mejor. Deje que su ritmo corporal les indique cuándo llega la hora de levantarse. Si debe cumplir un horario estricto por cuestiones de estudios, ponga el despertador, pero como emergencia, y trate de lograr que se despierten sin su ayuda. Hágales responsables de sus actos desde pequeños.
- Los días de fiesta no intente que duerman más de lo que necesitan. Si permanecen en la cama demasiado tiempo se encontrarán cansados todo el día. No les fuerce, por tanto, a que se queden en la cama por aquello de que es domingo. Déjeles que se levanten cuando quieran.

Otras reglas sobre el sueño de los niños

- No minimice sus terrores nocturnos. Levántese y acompañe a su hijo si tiene pesadillas o miedo a la oscuridad. Existen unas lámparas de consumo casi nulo que mantienen la habitación con una luz discreta y que les ayudará a dormir. Especialmente, no les critique por tener miedo, ni se burle de ello.
- Nunca les abochorne o castigue por hacerse pis en la cama. Se trata de un problema de salud que requiere tratamiento médico, no broncas. Por supuesto, ni se le ocurra comentarlo a sus

amistades o amiguitos. Eso es una crueldad que ni siquiera debe emplearse como amenaza.

- Es posible que determinados días su hijo necesite que le acompañen hasta que se duerma o incluso que desee acostarse con sus padres. Sea flexible y adáptese a sus necesidades. Los niños también tienen problemas de soledad y depresiones con la misma frecuencia que los adultos.

LA SALUD DE LOS NIÑOS

Al igual que la educación de sus hijos es asunto suyo, no delegue tampoco su salud en nadie, ni siquiera en los médicos. Sabemos que es muy cómodo para todos llevarles periódicamente al pediatra y que éste establezca las pautas a seguir en cuanto a medicamentos y alimentación, contribuyendo así a que los padres se relajen totalmente de sus propias obligaciones. La salud de los niños es asunto de los padres, puesto que si estos no llevan un tipo de vida sencillo y saludable, e involucran con sus errores a los hijos, de nada valdrá que acudan al médico cada quince días.

Un buen estado físico no se logra con medicamentos, ni mucho menos con análisis o radiografías, sino llevando una vida saludable, cuidando la alimentación, manteniendo en los hogares un ambiente de cariño y garantizando un descanso recuperador. Los médicos, son la alternativa en caso de enfermedad, pero no los guardianes de su salud.

Según la UNICEF, el organismo mundial que se ocupa del bienestar de los niños del mundo entero, el principal problema está en la desnutrición, unido muy de cerca a la mala nutrición y los malos tratos. La desnutrición es una emergencia en gran parte silenciosa e invisible, que impone un tributo terrible sobre los niños y sus familias. Es el resultado de numerosas causas, entre ellas la falta de alimentos, la persistencia de enfermedades comunes que se pueden prevenir, la atención deficiente y la sustitución del agua por vino o gaseosas. La desnutrición, o la mala nutrición, causa frecuente en los países occidentales, debilita el intelecto de los niños y mina su carácter y su rendimiento escolar.

Un consejo:

Antes de acudir al pediatra o al psicólogo por un bajo rendimiento escolar, examine la alimentación que le ofrece a sus hijos. Ellos no deben comer igual que un adulto, ni en cantidad, ni en tipo de alimento.

El Estado Mundial de la Infancia de 1998 informa en detalle sobre los pasos que se han dado para tratar de detener la malnutrición en los niños. Los centinelas del progreso nos aportan algunos datos: cerca del 60% de la sal del mundo ha sido yodada, y millones de niños se libran del retraso mental como consecuencia de este avance. A nuestro juicio, la solución estriba en emplear sal marina sin refinar para cocinar los alimentos o en consumir más pescados.

Ojo:

Si los padres toman los alimentos con poca sal no deben realizarlos del mismo modo para los niños. Los niños, y el resto de las personas también, necesitan sal en los alimentos. Sin ella la digestión es difícil, la comida tiene peor sabor y la tensión arterial sufre muchas oscilaciones. En verano, además, no tomar alimentos ricos en sal supone un riesgo grave de deshidratación.

Los suplementos de vitamina A contribuyen a reforzar la resistencia a las enfermedades en millones de niños y muy pronto puede convertirse en una medida importante para ayudar a reducir la mortalidad materna en todo el mundo.

Los niños tienen el derecho, reconocido por la ley internacional, a una buena nutrición. El mundo tiene la obligación de proteger este derecho, aprovechando la enorme experiencia obtenida y el conocimiento científico que se ha alcanzado. Tomar medidas es una acción posible e imperativa.

La malnutrición es una emergencia silenciosa, pero la crisis que desencadena es muy real, y su persistencia tiene unas graves y amenazantes repercusiones sobre los niños, la sociedad y el futuro de la humanidad.

Contrariamente a lo que muchos piensan, el problema de la desnutrición no se limita a si un niño puede satisfacer su apetito. Ese niño puede ingerir una cantidad suficiente de alimentos como para calmar su hambre inmediata, y estar, sin embargo, desnutrido.

Los niños desnutridos tienen una mayor tendencia a morir como consecuencia de las enfermedades comunes de la niñez, a diferencia de quienes reciben una nutrición adecuada. Las investigaciones demuestran que existe una relación entre la desnutrición a edad temprana - incluso durante el período de crecimiento del feto - y el posterior desarrollo de enfermedades crónicas, como las enfermedades coronarias, la diabetes y la alta presión arterial. Esto representa un motivo de preocupación adicional en aquellos países donde la desnutrición ya es un problema grave.

Los grupos más vulnerables son los fetos en desarrollo, los niños menores de 3 años y las mujeres antes y durante el embarazo, y en la etapa de amamantamiento. En los niños, la desnutrición ataca especialmente a quienes carecen de un régimen alimentario que les nutra adecuadamente, así como a quienes no están protegidos contra las enfermedades frecuentes y no reciben atención adecuada.

Importante:

Si usted, equivocadamente, cree que está alimentando bien a sus hijos por comprar los alimentos más caros (jamón serrano, carne de ternera o cochinillo), debería revisar sus conocimientos sobre nutrición. Un alimento no se mide por su precio en el mercado, sino por su aporte equilibrado en nutrientes y por ser adecuado para la infancia.

La alimentación de un niño debe estar constituida en un 80% de cereales, legumbres y fruta.

No existe un solo tipo de desnutrición. La desnutrición ocurre de maneras diversas que a menudo se manifiestan combinadas y que se complementan las unas con la otras, como la malnutrición proteínico-energética, los trastornos causados por la carencia de yodo y las enfermedades debidas a la carencia de hierro y vitamina A, por ejemplo.

En muchos casos, la desnutrición entraña la carencia de "micronutrientes", substancias tales como la vitamina A, el yodo, el cobre o el zinc, que el organismo humano no puede elaborar por sí mismo, pero que necesita, generalmente en cantidades minúsculas, para regular una amplia gama de funciones fisiológicas esenciales.

Cada tipo de desnutrición es el resultado de una compleja interacción de diversos factores que abarcan aspectos tan dispares como el grado de acceso de las familias a los alimentos, la atención materno-infantil, el agua potable y el saneamiento ambiental, así como los servicios sanitarios básicos. Cada carencia mina y destruye el organismo humano de manera diferente.

La carencia de yodo puede afectar la capacidad intelectual; la anemia es una de las causas de las complicaciones del embarazo y el parto que matan anualmente a unas 585.000 mujeres; la carencia de ácido fólico en las embarazadas puede provocar a los hijos defectos congénitos, como la espina bífida, y la carencia de vitamina D puede ser causa de deformaciones óseas, incluso de raquitismo.

Desde hace tiempo se sabe que la carencia de vitamina A, que afecta a unos 100 millones de niños de corta edad de todo el mundo, causa ceguera. Pero también resulta cada vez más claro que aún la carencia leve de esa vitamina afecta al sistema inmunológico y reduce en los niños la capacidad de resistencia contra la diarrea, que anualmente provoca unos 2,2 millones de muertes infantiles, y contra el sarampión, que causa todos los años cerca de un millón de muertes de niños. Y los resultados de las investigaciones más recientes llevan a pensar que la carencia de vitamina A también es una de las causas de la mortandad materna, especialmente entre las mujeres que habitan en regiones empobrecidas.

Las mujeres son las principales proveedoras del alimento que consumen los niños durante los períodos más importantes de su desarrollo, la lactancia, pero si la madre no dispone de un periodo de baja laboral para amamantar a su hijo, le estará perjudicando seriamente.

Advertencia:

Una madre que no amamanta a su hijo está causándole un grave daño presente y futuro. Debería organizar su vida de manera tal que pudiera darle el pecho, al menos durante seis meses.

Otra causa de la desnutrición es la falta de acceso a la educación de buena calidad y a la información correcta. Si no hay estrategias en materia de información ni programas de educación mejores y más accesibles, es imposible lograr el nivel de conciencia, las aptitudes y las prácticas necesarias para combatir la desnutrición.

Los niños desnutridos, a diferencia de los que reciben buena alimentación, no sólo padecen incapacidades de por vida y el debilitamiento de sus sistemas inmunológicos, sino que no tienen la misma capacidad de aprendizaje que los niños que disfrutan de una nutrición adecuada.

En los niños de corta edad, la desnutrición disminuye la motivación y la curiosidad, y reduce el nivel de juego y de actividades de exploración e investigación. Estos efectos, por su parte, limitan el desarrollo mental al disminuir las relaciones de los niños con el medio que los rodea y con las personas que los cuidan.

En el caso de las mujeres embarazadas, la desnutrición, y especialmente la carencia de yodo, puede producir en los hijos diversos grados de retraso mental.

Datos importantes

En la primera infancia, la anemia por carencia de hierro puede retardar el desarrollo psicomotor y afectar el desarrollo intelectual mediante la reducción del cociente intelectual en unos 9 puntos. Se ha descubierto que los niños de edad preescolar que sufren anemia tienen dificultades para mantener la atención y para distinguir entre diversos estímulos visuales. También se ha establecido que existen relaciones entre la carencia de hierro y el desempeño escolar deficiente de los alumnos primarios y los adolescentes

Los bebés con bajo peso al nacer tienen, como promedio, cocientes intelectuales 5 puntos menores que los niños sanos. Y los niños que no son amamantados, cocientes menores en unos 8 puntos que los que sí lo son.

Privados de su potencial intelectual y físico, los niños desnutridos que superan la infancia se enfrentan a un futuro de carencias. Serán adultos con limitadas capacidades físicas e intelectuales, con niveles reducidos de productividad y tasas elevadas de enfermedades crónicas y discapacidades, y en su mayoría vivirán en sociedades que no cuentan con los recursos económicos necesarios ni siquiera para brindar los más elementales servicios terapéuticos y de rehabilitación.

La anemia por carencia de yodo y hierro, que amenaza a millones de niños, es motivo de especial inquietud para los países empeñados en mejorar sus sistemas de educación.

Los niños menores de 2 años que sufren carencia de hierro presentan problemas de coordinación y equilibrio y tienen conductas más retraídas y vacilantes.

Esos factores pueden reducir la capacidad de los niños para relacionarse con el medio ambiente y obtener conocimientos de su entorno, y puede causar la disminución de su capacidad intelectual. La deficiencia grave de yodo *in útero* puede ser causa del profundo retraso mental que caracteriza el cretinismo. Pero aun las carencias más leves pueden tener efectos negativos en la capacidad intelectual de los niños.

También hay pruebas de que la cortedad de talla se relaciona con la reducción de la ingesta alimentaria a largo plazo, por lo común debida a reiterados episodios de enfermedad y regímenes alimentarios de baja calidad.

ALGUNOS DATOS PRÁCTICOS:

Vitamina A

Consecuencias de la carencia
La carencia de vitamina A hace que los niños sean más vulnerables a las infecciones y agrava el proceso de muchas de ellas. Se calcula que los suplementos de vitamina A disminuyen en cerca de un 23% los riesgos de que el niño muera. La carencia de esa vitamina es también la principal causa de ceguera infantil en los países en desarrollo.

Quiénes la padecen
Más de 100 millones de niños de edad preescolar padecen de carencia de vitamina A. Es probable que la carencia de esa vitamina también esté generalizada entre las mujeres en edad de procreación en muchos países.

Para qué sirve la vitamina A
La vitamina A, que normalmente se almacena en el hígado, es esencial para el funcionamiento eficaz del sistema inmunológico y para proteger la integridad de las células epiteliales que cubren la piel, la superficie de los ojos, el interior de la boca y los aparatos digestivo y respiratorio. En los niños que padecen de carencia de vitamina A, las defensas se desploman, aumentando la probabilidad de que sufran de infecciones y de que las mismas sean más graves.

A dichos niños también se les presenta una serie de anormalidades de la vista, conforme al grado de carencia de vitamina A que padezcan. Quienes tienen una carencia ligera sufren con frecuencia de ceguera nocturna, porque los bastoncillos retinianos de los ojos dejan de producir rodopsina, un pigmento esencial para ver en la oscuridad. En casos más graves se producen lesiones de la córnea y de la conjuntiva que, si no se tratan, pueden causar daños irreversibles tales como la ceguera parcial o total.

Fuentes
La vitamina A se encuentra, en forma de retinol, en la leche materna, el hígado, el huevo, la mantequilla y la leche de vaca sin desnatar. La carotina, un precursor de la vitamina A que se convierte en retinol en las paredes abdominales, está presente en las hortalizas de hojas verdes oscuras, las frutas anaranjadas y amarillas, y el aceite de palma rojo.

Zinc

Consecuencias de la carencia
La carencia de zinc en los niños desnutridos contribuye a los problemas del crecimiento y a la susceptibilidad a las infecciones. La carencia de zinc también parece estar conectada a las complicaciones en el parto.

Quiénes la padecen
No hay datos sobre la prevalencia de la carencia de zinc, ya que no existe un método seguro de determinar la presencia del zinc a escala demográfica. Sin embargo, es probable que la carencia de zinc sea un problema de salud pública en las zonas donde prevalece una desnutrición global: así se reconoce en la actualidad en muchos países.

Para qué sirve el zinc
El zinc fomenta el crecimiento y desarrollo normales. Forma parte de la estructura molecular de, por lo menos, 80 enzimas conocidas que ayudan a los glóbulos rojos a trasladar el dióxido de carbono de los tejidos a los pulmones. El zinc ayuda también a mantener la eficacia del sistema inmunológico. La carencia grave de zinc provoca retrasos en el crecimiento, diarrea, lesiones en la piel, falta de apetito, pérdida de pelo y, en los varones, un desarrollo sexual lento. Se ha probado ya que el zinc tiene efectos terapéuticos en casos de diarrea.

Fuentes
La lecha materna tiene pequeñas cantidades de zinc que son fáciles de absorber. Otras fuentes son los cereales integrales, las legumbres, la carne, el pollo y el pescado. Las hortalizas y las frutas contienen poco zinc, pero cuando se comen con los cereales es posible que faciliten la absorción del zinc de estos últimos.

Ácido fólico

Consecuencias de la carencia
La carencia de ácido fólico ocasiona defectos congénitos en el desarrollo del feto durante las primeras semanas del embarazo, antes de que la mayoría de las mujeres se den cuenta que están embarazadas. Esta carencia se asocia a un mayor riesgo de parto prematuro y de bajo peso al nacer, aunque no se sabe si esto ocurre en todas las poblaciones. La carencia de ácido fólico también contribuye a la anemia, sobre todo en las mujeres embarazadas y lactantes.

Quiénes la padecen
Aunque hay poca información sobre esto, se ha visto que las mujeres en edad de procreación en varios países en desarrollo tienen tasas muy altas de carencia de ácido fólico. Es probable que los niños de corta edad también sean vulnerables a ello.

Para qué sirve el ácido fólico
Esta vitamina B ayuda a la formación de los glóbulos rojos. El ácido fólico también regula las células nerviosas en las etapas embriónica y fetal del desarrollo, ayudando a prevenir graves defectos del cerebro y la médula espinal.

Fuentes
El ácido fólico se encuentra en casi todos los alimentos, pero las mejores fuentes son el hígado,

los riñones, el pescado, las hortalizas de hojas verdes oscuras, los frijoles y los cacahuetes.

Lactancia

Diez pasos hacia una feliz lactancia natural recomendados por Unicef.

Todos los servicios de maternidad y atención a los recién nacidos deberán:

1. Disponer de una política por escrito relativa a la lactancia natural que sistemáticamente se ponga en conocimiento de todo el personal de atención de la salud.
2. Capacitar a todo el personal de salud de forma que esté en condiciones de poner en práctica esa política.
3. Informar a todas las embarazadas de los beneficios que ofrece la lactancia natural y la forma de ponerla en práctica.
4. Ayudar a las madres a iniciar la lactancia durante la media hora siguiente al parto.
5. Mostrar a las madres cómo se debe dar de mamar al niño y cómo mantener la lactancia incluso si han de separarse de sus hijos.
6. No dar a los recién nacidos más que la leche materna, sin ningún otro alimento o bebida, a no ser que estén médicamente indicados.
7. Facilitar la cohabitación de las madres y los niños durante las 24 horas del día.

8. Fomentar la lactancia natural cada vez que se solicite.
9. No dar a los niños alimentados al pecho chupadores o chupetes artificiales. Es un engaño estúpido.
10. Fomentar el establecimiento de grupos de apoyo a la lactancia natural y procurar que las madres se pongan en contacto con ellos a su salida del hospital o clínica.

Además, los centros deben rechazar las muestras gratuitas o a bajo costo de los sucedáneos de la leche materna, biberones y chupetes.

PARTE SEGUNDA

CÓMO ESTIMULAR EL CRECIMIENTO FÍSICO INFANTIL

Aunque durante el crecimiento lo más visible, o quizás lo único visible, es el desarrollo estatural y muscular, lo cierto es que todo el interior del cuerpo está sometido al mismo proceso. No hay zona corporal, sea un órgano, una víscera, un tejido o simplemente una célula, que no se transforme y crezca al mismo tiempo, incluso en tamaño.

Lo que en realidad ocurre es que las células aumentan de tamaño, se hipertrofian, al mismo tiempo que aumenta el número de ellas. Ese mismo proceso se percibe en cuanto al número de proteínas, sales minerales y grasas, ya que todos los nutrientes van a incorporarse a lugares concretos para la formación de los nuevos tejidos. Pero como todo este proceso interno es muy difícil de cuantificar, lo que se hace es medir el desarrollo de la estatura y el peso, no solamente en relación a lo que por su edad le correspondería, sino cuál es el incremento que ese niño está teniendo con el paso de los años. Haciéndolo así, comparando su propio crecimiento, logramos unos valores de referencia mucho más acertados que si los comparamos con el promedio de la población infantil. No se puede afirmar por tanto que un niño crece poco si su ritmo de crecimiento es constante, aunque su estatura sea inferior a la de la media.

Factores que influyen en el crecimiento:

Genética:
Es indudablemente el factor más determinante, ya que cada persona nace con una predisposición heredada en cuanto a su desarrollo se refiere.

Nutrición:
Tan decisivo como el anterior o incluso más, como se ha demostrado en los cambios que se han producido en países que han pasado de una alimentación incompleta a otra más adecuada.

Afectivos:
Ha quedado demostrado que un niño que carece de cariño y protección durante su infancia crece menos que otro que crece en un hogar adecuado.

Climáticos:
Los nativos de lugares fríos suelen ser más altos que aquellos que viven en zonas tropicales.

Altitud:
Del mismo modo, las personas que viven en zonas de meseta suelen tener menor estatura que los de montaña.

Sistema hormonal:
Aunque muy dependiente del resto de los factores anteriores, un sistema hormonal adecuado pone las condiciones necesarias para un buen crecimiento.

Sistema óseo:

Es necesario que los huesos dispongan del llamado cartílago del crecimiento y que no se cierre antes de tiempo.

Gestación:
Un embarazo mal llevado, especialmente por desnutrición o drogas, puede condicionar de manera definitiva el buen crecimiento del niño.
Sueño y enfermedades:
Son dos factores a los cuales no se les tiene en cuenta pero que influyen tanto como los anteriores.

Ahora analizaremos en detalle todos los factores.

Genética

Parece ser que no solamente se hereda la talla final, sino también el ritmo del crecimiento y la madurez final, ya que en estudios realizados en gemelos criados en lugares muy diferentes las similitudes se acercan al 95%. ¿Quiere esto decir que no podemos hacer nada por mejorar un crecimiento pequeño?. Lo que los investigadores creen es que si bien el crecimiento final está condicionado por la herencia, el resto de los factores lo que hacen es permitir o impedir ese crecimiento heredado. Sería como esa teoría de que el ser humano en realidad debería poder alcanzar con facilidad los 120 años de vida y si no los alcanza es por errores diversos en la nutrición o modo de vida. De todas maneras, yo quisiera advertir a los lectores que nunca se tomen las conclusiones científicas como algo dogmático, ya que lo que hoy se afirma mañana se negará y así llevamos unos cuantos cientos de años. A veces, y en cuestión de medicina con mucha más razón, es mejor emplear la lógica que la ciencia.

Hay una cierta correlación entre la talla de los padres y la de los hijos, aunque todavía no es explicable el porqué en una familia de varios hermanos unos crecen más que otros, si todos pertenecen a los mismos padres. Hay un detalle que quizás suele pasar inadvertido y es que aquellos hijos que se parecen físicamente, incluso en la cara y el carácter, a uno de los padres, termina por tener la misma estatura que su progenitor. Solamente los que se diferencian sensiblemente alcanzan estaturas muy dispares y por supuesto desarrollos musculares también diferentes.

Respecto a los sexos y aunque en la actualidad tienden a igualarse, (quizás porque lo que en realidad condicionaba su desarrollo no era el sexo sino el ambiente), la mujer madura casi dos años antes que el varón, aunque esto hace que sus huesos calcifiquen antes y su estatura final sea menor, estadísticamente hablando. Esta madurez acelerada también se vuelve en su contra al llegar a la menopausia, ya que su ritmo de envejecimiento es mucho más acelerado y pierde más fuerza muscular que el varón. No nos debe extrañar por tanto que una joven de 18 años sea afectivamente y sexualmente más madura que un joven de su misma edad, aunque la diferencias se acortan pronto, quizás a los 25 años.

Lo que también está demostrado es que hay familias de varias generaciones, incluso algunas de más de 100 años, que manifiestan un tipo de estatura similar, mucho más acusado si su crecimiento es siempre en el mismo lugar de origen. Pudiéramos pensar en este caso que es el ambiente y la alimentación, además de la genética, lo que hace que tantos miembros de una misma familia tengan una estatura similar durante siglos.

Pero no es correcto afirmar nada en este sentido ya que también nos encontramos con provincias que suelen dar personas con una estatura concreta (los del norte suelen ser más altos que los del sur) y no es factible pensar que la causa sea la alimentación, ya que durante siglos ha tenido que sufrir muchos altibajos. Lo que se da con cierta frecuencia son los matrimonios o las uniones entre personas del mismo grupo étnico o social, lo que hace que las personas altas se casen con las altas y las bajas con las bajas, siendo este dato muy firme en poblaciones de alta montaña o en la etnia gitana. Por ello no es de extrañar que durante muchos siglos esos grupos de gentes tengan estaturas similares a sus antepasados.

Cuando de averiguar el crecimiento normal de un niño se trata lo primero que hay que hacer es saber la talla de sus padres y, si es posible, cómo evolucionó esa talla, aunque para este dato necesitaríamos contar con la valoración exacta de sus abuelos, lo que quizás no sea posible. No obstante, y en ausencia de estos datos, podría servirnos la estatura media de la familia de ese niño, al menos para saber si el problema de su estatura se debe a causas genéticas o hay que investigar en otro sentido.

Como veremos siempre a lo largo de este manual, la estatura final de una persona está sujeta a una gran cantidad de factores y la misma herencia no está influida por una sola causa, sino por una gran variedad de circunstancias. La genética heredada de los padres constituye solamente el potencial genético y por eso se tiene en cuenta la estatura de los padres, pero no hay que tomarla como algo inmutable sino solamente como una predisposición para un crecimiento dado.

Sabemos que los chicos suelen tener una estatura entre 10 y 12 cm. superior a las chicas y ello induce a pensar que existe un gen en los cromosomas que tiene alguna relación con el crecimiento, hecho que se confirma cuando vemos que personas con mayor cantidad de cromosomas X suelen tener una mayor estatura.

Cuando se analiza la herencia de un niño hay que diferenciar claramente aquellos datos que son puramente genéticos a los que son ambientales o nutricionales, aunque tampoco hay que olvidar las enfermedades que hayan padecido los padres y que puedan influir en el crecimiento del niño. También hay que tener en cuenta dónde se criaron los padres, ya que si las circunstancias de lugar no han variado es muy probable que la estatura de los progenitores pueda ser la misma que en otras generaciones.

Igualmente es necesario constatar el crecimiento de sus otros hermanos, si los hubiera, no porque todos los hermanos vayan a tener una estatura similar, casi nunca ocurre así, sino porque nos puede indicar alteraciones o aciertos en cuanto a nutrición familiar se refiere. También podremos averiguar si la causa del poco crecimiento está en el embarazo mal llevado, caso muy probable ya que es posible que la madre no haya recibido las mismas atenciones durante los años pasados. Pero no se trata solamente del aspecto médico o nutricional, importante ya de por sí, sino del aspecto emocional y la actividad física que haya realizado durante sus diferentes embarazos. Como quiera que la categoría social y económica ha podido variar a lo largo de su vida, lógicamente su influencia en el embarazo ha tenido que ser decisiva.

En resumen:

- La talla y el tiempo del crecimiento están prefijados genéticamente. En algunos casos se encuentra una influencia decisiva de la hormona del crecimiento, pero no siempre. Pudiera ser que lo que está genéticamente grabado es la capacidad de multiplicación celular.
- Los factores genéticos pueden estar influenciados por cuestiones nutricionales, hormonales o metabólicas.

- Antes de hacer un diagnóstico de talla baja familiar hay que realizar previamente un seguimiento del niño durante seis meses. En este tiempo hay que realizar análisis hormonales, sanguíneos, nutricionales, digestivos y parasitarios. Con ello se pretende distinguir los malos hábitos familiares que condicionan una baja talla de los problemas exclusivamente genéticos.
- También hay que excluir enfermedades, tanto físicas como psíquicas, que se den con frecuencia en la familia.
- La baja talla familiar no suele provocar trastornos de salud si es por motivos genéticos, pero sí los provocará cuando es por causas no heredadas.
- Una maduración precoz del esqueleto, por causas naturales o medicamentosas, conduce a un cierre precoz de los cartílagos del crecimiento.
- Frecuentemente el bajo crecimiento está producido por varias causas juntas.
- Se desconoce dónde reside la capacidad genética de las personas para crecer más o menos.
- Una talla final pequeña no suele ir acompañada de una mala calidad de los huesos.
- La hormona oxandrolona, derivada de la testosterona, es uno de los medicamentos que más se han utilizado para estimular el crecimiento infantil, proporcionando al mismo tiempo una buena maduración ósea. Se suele administrar por períodos de 4 a 6 meses.

- Los mejores resultados para estimular el crecimiento se logran cuando hay un retraso en el desarrollo general. Los peores, cuando existe una aceleración de la pubertad y luego un deceleración acusada del crecimiento.

Es importante señalar los problemas psíquicos que pueden ir unidos a la baja talla de los niños, los cuales suelen ser más importantes cuando es el único miembro en ese grupo familiar que tiene una talla inferior. En aquellos casos en los cuales la mayoría de los miembros de la familia son bajitos, no necesariamente enanos, la baja estatura está asumida ya por sus padres y se le quitará toda importancia cuando hablen de ello con sus hijos. Es más, hay grupos étnicos en los cuales la baja talla no es nunca un problema, aunque se puedan comparar con las poblaciones más altas. Tradicionalmente los orientales han sido más bajos que los occidentales y ello no les ha causado ningún trauma psicológico, como tampoco se lo han causado a los enanos de nacimiento. Estas poblaciones han sabido aprovechar perfectamente su pequeña estatura y adaptarse plenamente a las exigencias de supervivencia, como lo demuestran la tribus de pigmeos que han llegado incluso a situarse en una posición de superioridad guerrera con respecto a poblaciones más altas.

Otras causas de baja estatura:

Las personas conocidas como "enanos" no son pacientes adecuados para ser sometidos a las terapias de crecimiento. Sus formas corporales suelen ser armónicas, con extremidades finas, correcto desarrollo intelectual y capacidad para integrarse perfectamente en la sociedad, si esta no les incordiase tanto. Suelen ser personas muy bien dotadas para el arte en general, inteligentes y con buena salud.

También son muy bien aceptados por la sociedad los niños que nacen con el síndrome de Down y los que padecen la enfermedad de Turner. La estadística nos habla de un caso por cada 700 nacimientos, aunque muchos no llegan a nacer vivos.

Una vez que superan los primeros meses su salud no es muy buena y son sensibles a problemas respiratorios y cardiopatías, no alcanzando la mayoría de ellos los 30 años de edad, lo que quizás es una fortuna ya que una vez muertos sus padres la sociedad y las instituciones se desentienden fríamente de ellos.

Los afectados por la enfermedad de Turner tienen normalmente alteraciones sexuales, infantilismo, sordera, problemas en la vista y los dientes, retraso mental y otras patologías genéticas.

Nutrición

A simple vista hay que pensar que la nutrición afecta sensiblemente al crecimiento de los niños, pero el problema es saber cuál es el tipo de alimentación más adecuado para su desarrollo. No podemos tomar referencias exactas sobre otros grupos de niños ya que incluso en épocas de guerra han existido niños que han crecido normalmente que otros, incluso con una alimentación similar. Lo que sin embargo es cierto es que la media estatural de los niños que se han criado en años de penuria económica suele ser menor que cuando la abundancia lleva varios años instaurada.

Se piensa que cuando la ingesta de alimentos es insuficiente se altera también su absorción intestinal, lo mismo que las funciones hepáticas, renales y cardiorespiratorias, aunque otras teorías hablan de que precisamente cuando el cuerpo no recibe todos los nutrientes adecuados se vuelve tacaño, apenas excreta sustancias de interés y el metabolismo se ralentiza al máximo para que quemar calorías innecesariamente. Ello explicaría el porqué muchos niños siguen creciendo correctamente a pesar de que, en teoría, no reciben los alimentos necesarios.

Tampoco hay que olvidar que en materia de nutrición correcta las opiniones son muy dispares y es muy difícil asegurar qué es lo que se debe comer y lo que hay que apartar. Si repasamos las opiniones y tendencias de hace solamente 30 años veremos que los médicos recomendaban especialmente los alimentos cárnicos y despreciaban las virtudes de los pescados azules, hasta el punto de llegar a prohibirlos en muchas enfermedades. Las mismas tablas de proporción de alimentos, 55% de carbohidratos, 15% de proteínas y 30% de grasas, que siguen hoy día presentes, se consideran para muchos nutrólogos como erróneas, ya que al menos la proporción de carbohidratos debería ser mayor al ser el aporte calórico más esencial que el de reserva. Por esto es posible que en épocas de una supuesta desnutrición infantil, haya grupos de niños que se han desarrollado perfectamente (casualmente los que no acudían casi nunca al médico), mientras que aquellos que seguían los dictados de los especialistas quedaban condenados a un crecimiento menor. Recuerden aquella época de los suplementos de calcio (Calcio 20, Duplicalcio) como suplemento imprescindible para todos los niños, de la misma manera que lo fueron los jarabes a base de hierro (Fercobre), demostrándose posteriormente que el calcio producía una disminución prematura de la estatura y que el hierro llegaba a producir siderosis en organismos tan pequeños.

Pero ¿qué ocurre cuando la alimentación es excesiva, al menos en cuanto a cantidad? Siguiendo con las conclusiones anteriores podríamos creer que esos niños deberían ser mucho más altos, siempre y cuando esa alimentación no fuera monótona, todos los días el mismo grupo de alimentos. Lo que ocurre entonces es que efectivamente esos niños hipernutridos tienen un crecimiento inicial más acelerado y todos recordamos esos compañeros de colegio gorditos, voluminosos y fuertes, que nos aventajaban en talla.

Pero con el paso de los años ese crecimiento en altura se estabiliza y al llegar a la madurez suelen ser ligeramente más bajos que sus compañeros de referencia. Es como si el cuerpo no pudiera crecer en ambos sentidos, alto y ancho, al mismo tiempo.

Los estudios nos hablan de la influencia de la desnutrición en la producción de la hormona del crecimiento, trastorno lógico ya que pudiera ser que el organismo ante la carencia de nutrientes suficientes, dejara de segregar la adecuada cantidad de hormona con el fin de mantener al menos la salud general. De una manera simplista podríamos decir que renuncia al crecimiento para asegura que los pocos nutrientes que recibe puedan ser suficientes en un cuerpo más pequeño. Este mismo efecto aparece cuando el niño padece enfermedades digestivas, hepáticas, renales o cardíacas, pero ahora no es que se deje de segregar la hormona del crecimiento (quizás necesaria para otras funciones vitales), sino lo que se segregan son las sustancias inhibidoras de la actividad hormonal. De esta manera el niño recibiría su dosis hormonal correcta pero el crecimiento se detendría hasta que la salud se restableciera.

En un estado importante de desnutrición, especialmente de proteínas, se produce una disminución del crecimiento aún cuando exista suficiente cantidad de hormona GH, quizás porque el bloqueo está ligado a otro problema. Afortunadamente el proceso es muy reversible y una alimentación correcta es capaz de volver las cosas al mismo sitio, siempre y cuando el crecimiento no haya finalizado. Esto es lo que ocurre cuando un joven afectado de anorexia nerviosa es tratado médicamente con la GH, la cual se emplea no para estimularle el crecimiento, cosa que ya es imposible, pero que le sirve para una ganancia de peso muscular importante.

Otro dato que confirma lo sabia que es la naturaleza cuando la nutrición no es adecuada, es que aunque se administre hormona del crecimiento a un niño desnutrido no se produce ningún aumento de la estatura ya que lo más importante es la nutrición y un aumento de estatura perjudicaría en ese momento el balance general. Cuando el niño se alimenta correctamente la estatura vuelve a aumentar. En este aspecto hay que señalar que en casos crónicos de desnutrición es más importante suministrar proteínas que otros alimentos, ya que la labor reparadora es esencial para la salud.

Lo mismo ocurre después de un ayuno prolongado, voluntario o forzado, ya que una vez finalizado es más importante administrar proteínas y líquidos que cualquier otro nutriente. Haciéndolo así los niños afectados verán incrementado rápidamente el crecimiento detenido hasta entonces. Si la alimentación fuera rica en carbohidratos o grasas, la hormona del crecimiento seguiría inactiva.

En relación a la genética nutricional es importante tratar de averiguar si en la alimentación de los padres han existido carencias de importancia, especialmente en cuanto a aminoácidos esenciales, ya que se ha comprobado que la carencia de fenilalanina, por ejemplo, tiene efectos negativos sobre el crecimiento. Un niño (o sus padres) afectado de fenilcetonuria, una enfermedad que imposibilita la metabolización del aminoácido fenilalanina, lógicamente tendrá una talla inferior a la que le correspondería genéticamente.

En resumen:

- Los mejores resultados en cuanto al crecimiento se refiere se logran cuando esta anomalía está causada por una deficiente nutrición. Una vez que se mejora la alimentación hay un gran incremento de la estatura.
- Los alimentos refinados, cereales y azúcar, son uno de los causantes más importantes de carencias nutritivas, especialmente de minerales y vitaminas.
- En el mundo occidental el desempleo de los padres está provocando las mismas enfermedades carenciales que en épocas pasadas.
- Un mal conocimiento de lo que es la nutrición lleva con frecuencia a estados carenciales en familias con un buen nivel económico. Los

alimentos más caros son, por lo general, los menos recomendables en cuanto a nutrientes se refiere.

- Las dietas de adelgazamiento hacen mucho más daño a los niños que la obesidad. Un niño nunca debería someterse a una dieta restrictiva, ni siquiera de calorías.

Afectivos

En este sentido, una nueva sorpresa relativa al crecimiento nos ha llegado de la mano de un reconocido especialista en nutrición infantil. Parece ser que el crecimiento infantil está condicionado por el cariño que se reciba en la primera infancia y que los niños maltratados, abandonados o sin cuidados afectivos constantes, suelen tener un crecimiento menor que aquellos que reciben todas las atenciones necesarias. De ser cierto, y nada parece indicar que no lo sea, podríamos valorar el buen papel de unos padres si miramos el crecimiento de los niños ; si crece adecuadamente estará bien tratado y si no es así habría que tratar primero a sus padres, antes que al niño.

Aunque en principio estemos de acuerdo con esta teoría de la falta de afectividad, lo que también creemos es que el niño tiene otros mecanismos para compensar esta carencia afectiva en el hogar y puede que la encuentre con facilidad en otros lugares, como pueden ser sus amigos, sus familiares directos o sus aficiones. Un niño que en su hogar no encuentra lo que necesita es bien seguro que se refugiará con frecuencia en los brazos de sus abuelos o sus tíos, encontrando así el cariño que sus padres no le dan, consiguiendo cubrir sus necesidades afectivas. En este mismo sentido, es muy frecuente encontrar jóvenes que se integran en grupos de amigos que le proporcionan las atenciones emocionales que necesitan, aunque también con la misma frecuencia estas amistades llegan a ser patológicas (el joven no puede pasar sin estar con su amigo), hasta el punto que estaría dispuesto a dar la vida por su amigos pero nunca por sus padres. Llegado a este punto, es cuando se dan los casos de delincuencia juvenil, consumo de drogas y abandonos del hogar. Pero, y esto es lo importante, el crecimiento se realiza con normalidad al recibir un trato afectivo que le suple el de sus padres.

Según los expertos, la hormona del crecimiento (GH) es especialmente sensible o dependiente del estado emocional, lo mismo que la sustancia inhibidora denominada GR. En aquellos niños con carencias afectivas hay una menor secreción de GH y este desequilibrio condiciona una talla menor. Este mismo efecto se está notando no solamente en los niños maltratados sino muy especialmente en los niños de padres divorciados, en mucha más medida cuando el niño deja de ver a uno de sus padres o le ve muy esporádicamente. De confirmarse esta teoría, los jueces de asuntos matrimoniales deberían revisar todas sus sentencias y no permitir que el niño se vea privado de uno de sus padres, el varón generalmente, ya que ello le afecta sensiblemente a su estado emocional y a su desarrollo físico. Para solucionar este caso hay médicos que recomiendan muy insistentemente la custodia compartida como mejor alternativa para los hijos de padres divorciados. Un niño que durante sus primeros años ha tenido a sus dos padres consigo acusará muy dolorosamente verse privado de uno de ellos, se sentirá menos querido globalmente y con frecuencia tendrá desde entonces problemas de salud.

Existen estudios muy serios realizados en orfanatos en los cuales el simple cambio de las personas encargadas de cuidarles les influía enormemente, tanto favorable como negativamente. Se estudiaron casos de niños pertenecientes a una misma institución, pero cuidados por personal diferente, los cuales no solamente tenían un comportamiento social muy dispar sino que incluso su desarrollo físico era diferente. Las conclusiones desgraciadamente dejaban bien claro que si el cuidador/a era cariñoso y respetuoso con ellos no solamente tenían menos enfermedades sino que su desarrollo estatural era mayor. Es más, aquellos niños que pasaban algunos días fuera del orfanato, en casas de familiares lejanos, volvían con un pequeño "estirón" en su talla, algo que no podía ser atribuido a la alimentación.

Tan importante es la carencia de la afectividad en el crecimiento de un niño que existe una enfermedad denominada "enanismo afectivo", la cual se da también en aquellos niños que se crían en la calle. El niño en estos casos no solamente tiene carencias de cariño en su familia, sino que ni siquiera se siente protegido.

Un síndrome similar, aunque por supuesto no tan profundo, se da en los niños criados en guarderías, justo a una edad en la que el contacto continuado con los padres es totalmente imprescindible. Una cuidadora, por muy eficaz que sea, no puede proporcionar el cariño y la atención que necesita un grupo muy heterogéneo de niños, cada uno con sus problemas físicos y afectivos diferenciados. Aunque se nos ha tratado de hacer creer que la guardería es un buen medio para que el niño aprenda a relacionarse, los estudios realizados en profundidad por expertos en psiquiatría demuestran que no es cierto. Los niños aprenden en la guardería básicamente a sobrevivir, no a relacionarse, y en la lucha por la supervivencia triunfa siempre el más fuerte. De esta manera y posteriormente en el colegio, el niño más fuerte sabe que puede conseguir lo que desea mediante su fortaleza, evitando así cualquier acto de compañerismo o respeto para el más débil. Por ello siempre tenemos en las guarderías un grupo pequeño de niños que impondrá su voluntad a los otros, y otro grupo más numeroso que se dejará llevar sin lucha. Obviamente, este grupo es el que más problemas de salud tendrá.

Las guarderías fueron creadas como la mejor solución para aquellas familias en las cuales debían trabajar ambos padres fuera de casa, pero a estas alturas nadie es capaz de seguir afirmando que sean la mejor solución para el desarrollo afectivo del niño.

En un orden etiológico, podríamos considerar como más perjudicial para el niño los siguientes problemas familiares:

1. Padres separados o divorciados.
2. Padres drogadictos o delincuentes que pasan tiempo en la cárcel.
3. Madre prostituta.
4. Padres sin trabajo.

Existiría otro factor como es aquellos padres que deben permanecer muchas horas o días alejados de su hogar por cuestiones de trabajo y por tanto no pueden estar a su lado diariamente para darle el cariño y los cuidados necesarios. Pero en estos casos y siempre que la relación entre ambos sea buena, el niño tiene siempre en su mente la imagen de unos padres que le quieren y que se preocupan de él aunque sea a distancia, compensándole abiertamente en los retornos. Durante los pocos días u horas que esos padres pasan con el hijo tratan de cubrir las carencias anteriores, por lo que la salud del niño no se resiente como en los casos anteriores.

Y analizando un poco los casos anteriores veremos que el caso peor, después del de los padres divorciados, es cuando los padres son drogadictos o delincuentes, ya que a la carencia afectiva que no le pueden o no le quieren dar, se suman los problemas económicos, el ambiente en que viven y la frustración que tiene ese niño al comparar a sus padres con los de sus compañeros. Además, esos niños deben resolverse frecuentemente sus propios problemas de supervivencia y en ocasiones ayudar incluso a sus padres a edades en las cuales solamente deberían recibir ayuda.

El tercer apartado, el de la madre prostituta, la patología que genera este trabajo es distinta según sea que la madre esconda o no su trabajo. Si es capaz de ocultarlo al niño y este no se da cuenta de ello obviamente no le afecta para nada, pero en aquellos casos en los cuales la relación de la madre con sus clientes se establece públicamente e incluso en su propio hogar, provoca en el niño unos fuertes sentimientos negativos.
Por último y tan frecuente como son los casos de separación de los padres, la carencia de trabajo en ambos padres y con ello la penuria económica que genera, afecta igualmente al niño, no tanto porque no pueda disponer de las comodidades que sus amigos tengan, sino porque el comportamiento de los padres hacia él se resiente, lo mismo que la estabilidad emocional de la pareja. Un niño puede llevar muy bien el no disponer de juguetes o comodidades en el hogar, como se puede comprobar en los niños de los países pobres, pero siempre y cuando reciba la debida atención afectiva de sus padres. Los niños de la postguerra española

no eran más infelices que los actuales por no tener juguetes, ya que les bastaba con sentirse acompañados en su hogar.

Con respecto a sus propios problemas, no necesariamente relacionados con los padres, los niños pueden acusar problemas en el crecimiento por tristeza, insomnio, enuresis nocturna, retraso mental o rechazo de sus compañeros de colegio.

En resumen:

- La separación de los padres puede provocar alteraciones en el crecimiento de los niños.
- La falta de afecto social también influye sensiblemente.
- Cuando se incorpora al niño a un ambiente agradable aumenta la secreción de la hormona del crecimiento.
- Una mala adaptación escolar o unos compañeros que le impidan estar feliz también puede obstaculizar el crecimiento.
- Si el niño aumenta de talla durante las vacaciones puede ser, o bien porque duerma y descanse más, porque esté mejor alimentado, o porque se han suprimido las tensiones excesivas de su etapa escolar.
- La edad en la cual se manifiesta el bajo crecimiento es sumamente importante para el psiquismo del niño y de los padres. Cuanto antes se detecta la enfermedad peor es la respuesta de ambos. Posteriormente será la adolescencia otro

momento muy crítico, ahora para el niño, el cual puede manifestar una fuerte depresión.
- Los niños con carácter difícil se adaptan peor que los más estables.

Climáticos

Aunque es difícil diferenciar las condiciones climáticas de una región de la alimentación habitual de esa misma zona, se dan casos muy claros en un mismo país.

Los habitantes de lugares húmedos, incluso aquellos que viven en altitudes iguales, por ejemplo zonas costeras, desarrollan una estatura media superior a aquellos que habitan en lugares más secos. Y eso es extensible también en zonas frías con respecto a las cálidas, ya que es bien notorio que las personas que se desarrollan en sitios nórdicos, con fríos frecuentes y veranos templados, suelen ser de mayor estatura que los que viven en lugares donde los inviernos son muy benignos, y esto se nota incluso con distancias de apenas cien kilómetros.

Altitud

La altitud geográfica de una región también influye, pero ahora las diferencias son muy significativas. Hasta una altura inferior a los 2.000 metros sobre el nivel del mar se nota un incremento en la estatura de las personas con relación a los que viven en cotas inferiores a los 100 metros. Sin embargo, pasada esta cifra la menor cantidad de oxígeno presente en el ambiente frena el crecimiento, salvo que sea una región muy frondosa ya que el oxígeno que proporcionan las plantas equilibra la menor presión. Por eso es normal que en regiones montañosas, con nieves muy abundantes casi todo el año, se perciba un aumento en el crecimiento de los niños durante la primavera.

Otro dato que se suele juzgar erróneamente es el relativo al superior crecimiento de los niños que habitan en las ciudades con respecto a los de las zonas rurales. Los habitantes de las grandes urbes llegan a ser incluso 5 cm. más altos que los de los pueblos, incluso limítrofes. La explicación que se daba consistía en mencionar el factor alimentación como el más decisivo, cuando la realidad no es así, ya que incluso los niños que viven en los barrios bajos de las ciudades siguen siendo más altos que aquellos que viven en los pueblos. Quizás la diferencia está en la mayor cantidad de estímulos visuales, sociales y acústicos que reciben los niños de las ciudades, estímulos que aunque se consideran negativos la mayoría producen una mayor capacidad de supervivencia en su organismo y con ello un sistema defensivo muy potente.

Sistema hormonal

Existen una serie de neurohormonas que a través de la hipófisis regulan las secreciones de las hormonas principales, entre ellas la hormona del crecimiento

(GH), la hormona tiroestimulante (TSH), la prolactina (PRF), las gonadotropinas (LH y FSH) y la adrenocorticotropa (ACTH). Su secreción no depende por tanto de las funciones glandulares sino de esas neurohormonas, las cuales a su vez dependen de algunos de los factores examinados anteriormente.

En la actualidad la hormona de crecimiento que se emplea es la sintética, obtenida de la bacteria E. Coli y comercializada desde 1985, la cual se encuentra libre del aminoácido metionina, y otra que se extrae de células de mamíferos, similar a la humana y que genera aún menos problemas que la anterior. Se administra por vía subcutánea en una inyección diaria nocturna.

Existe un producto a base del aminoácido serina, que se emplea por vía subcutánea o endonasal y otros similares con mezclas de triptófano, histidina y leucina, en forma de microesferas con un efecto que dura hasta 28 días.

Sistema óseo

El primer año de vida es el que más condiciona el resto ya que durante él se produce un fuerte estirón de casi 20 centímetros, lo cual no vuelve a ocurrir nunca más.

Durante los tres años siguientes el niño crece ya 30 centímetros más, y entre los cuatro y los siete años su crecimiento será solamente de siete centímetros por año, reduciéndose a solamente cinco centímetros a partir de entonces. Este hecho es fácilmente comprobable por las madres ya que no se ven precisadas a cambiar de talla de ropa con la frecuencia que lo hacían en la primera infancia.

El período de crecimiento se cree que termina cuando se cierran los cartílagos de conjunción que unen las extremidades de los huesos y que puede ser que ocurra con la llegada de la pubertad. No obstante y si tenemos en cuenta que el hueso no es una masa sólida como antes se creía sino algo dotado de flexibilidad y cierta capacidad de estiramiento, es posible que el período de crecimiento se prolongue incluso hasta los 25 años, aunque hay investigadores que lo amplían hasta los 40 años si las circunstancias son favorables. Lo que aún no está claro es si son los huesos los que pueden continuar estirándose o el crecimiento no está limitado solamente a la longitud ósea.

En relación al *cartílago de conjunción*, es posible que su crecimiento no se deba solamente a la acción de la hormona GH sino que tenga cierta autonomía y además su estiramiento sea también en forma pulsátil. La composición de este cartílago es a base de células denominadas condrocitos, las cuales están rodeadas de fibras de colágeno que tienen como misión soportar las tensiones. Existen otros elementos llamados proteinglicanos que deberán soportar las cargas y las tensiones.

El *cartílago de conjunción* está dividido en zona germinal, formada por las células precursoras o de reserva, la zona de proliferación en la que se encuentran los condrocitos, la zona de maduración que es donde los condrocitos maduran y crecen, y la zona de calcificación en la que apenas existe ya colágeno. Parece ser que la hormona del crecimiento GH interviene en un receptor que poseen los condrocitos.

Gestación

Es un factor para el crecimiento totalmente decisivo, aunque apenas si se hace nada para favorecerlo. Es durante la vida intrauterina cuando el futuro niño desarrolla todo su sistema hormonal, óseo y nervioso que le permitirá crecer adecuadamente, estando condicionado todo ello especialmente por la nutrición de la madre, la ausencia de drogas y tóxicos que pueda ingerir o inhalar, así como el estado emocional que tenga.
Durante el último trimestre del embarazo se hace imprescindible suplementar la alimentación de la madre, tanto en proteínas como en alimentos calóricos. En esa etapa es una temeridad realizar cualquier régimen restrictivo.

Sueño y enfermedades

Se ha comprobado científicamente, aunque ya se sabía hace años a nivel popular, que después de una enfermedad los niños tienen un estirón. Parece ser que la fiebre estimula la producción de la hormona del crecimiento, en la misma medida en que las infecciones gastrointestinales la pueden limitar. Aún así, quizás no sea totalmente cierto que sea la fiebre la que influya decisivamente en los estirones infantiles sino el mismo hecho de estar en la cama.

El hecho de que durante las vacaciones se crezca más que en la época escolar induce a pensar que en realidad es el descanso lo que estimula el crecimiento.

Cuando un organismo está sometido a un esfuerzo, alto o bajo, todo el sistema orgánico está concentrado en lograr adaptarse a ello, al trabajo físico que se está realizando. Posteriormente, en la fase de descanso, es cuando el cuerpo aprovecha para restaurar las energías perdidas y los tejidos dañados.

Es en ese momento cuando todo el sistema hormonal y nervioso, recuperados ya del esfuerzo anterior, puede emplearse en estimular el crecimiento, teoría ciertamente lógica si pensamos de nuevo en los estirones de las enfermedades. No sería pues la fiebre el factor más importante, sino el descanso en sí.

De igual manera, el sueño es otra forma de acelerar el crecimiento, notándose una disminución de la talla en aquellos niños que se ven obligados a dormir poco para ayudar a sus padres en tareas agrícolas o industriales. También podría quedar así explicado el porqué los niños de familias ricas crecen más, ya que lógicamente pueden dedicar más horas al descanso.

Importante:

No se debe someter a ningún tipo de chequeo ni mucho menos a tratamiento a niños que, aún siendo de pequeña estatura:

- Estén sanos.
- Bien alimentados.
- Psicológicamente normales y adaptados al medio.
- Tengan un carácter alegre y feliz.
- Su talla corresponde a su genética.

En el supuesto de que se considere necesario realizar pruebas y poner soluciones para un crecimiento menor del que le correspondería, lo que se hace imprescindible es cuestionarse si merece la pena y si el tratamiento tiene alguna posibilidad de dar resultados positivos sin efectos secundarios.

Lo que parece muy asumido por todos, psicólogos y pediatras, es que el tratamiento para crecer no debe traumatizar al niño, ni siquiera psicológicamente. En este sentido y si el niño no ha manifestado su preocupación o disgusto por la estatura pequeña, lo mejor es ponerle a tratamiento si que él mismo lo sepa, ya que de no hacerlo es posible que le creemos un problema psicológico que antes no tenía. Del otro lado, cuando el niño (con más frecuencia el joven), es el que requiere alguna solución para su estatura el tratamiento debe administrase sin darle esperanzas que no puedan corresponderse con la realidad.

En cualquiera de los casos, la terapia aplicada en los casos de crecimiento disminuido debe ir acompañada la mayoría de las veces por una asistencia psicológica, tanto en padres como en los propios niños, además de una educación técnica que modifique sensiblemente los malos hábitos de vida que puedan influir en el crecimiento.

EL CRECIMIENTO DURANTE EL EMBARAZO

Si bien durante el primer año de vida el crecimiento es muy rápido, lo es aún más durante la gestación, ya que su crecimiento es en cuanto a longitud, desarrollo y organización interna. Con solo 25 días el bebé mide ya 2,5 mm. de largo y a las seis semanas llega a los 21 mm, llegando a la mitad de su longitud total en la semana 20, aunque afortunadamente el peso no sufre el mismo incremento. A partir de la semana 36 se produce un enlentecimiento, lo cual se valora como un cambio del organismo para cuidar en ese momento el desarrollo de los órganos internos y de los cinco sentidos corporales.

Llegada la semana 40 se puede considerar casi terminado el crecimiento y solamente se desarrollan los órganos internos, además del crecimiento y desarrollo celular que se multiplica mucho más deprisa que cualquier otra parte.

Hasta que no se inventaron las ecografías no se supo como crecían los niños realmente en el interior de las madres, ya que solamente se podían analizar los niños no llegados a término y estos obviamente no habían nacido porque no se habían dado todas las circunstancias favorables para su desarrollo.

Solamente el 20% de los retrasos del crecimiento observados durante el embarazo son atribuibles a factores genéticos anormales, como pueden ser alteraciones cromosómicas (trisomía), enfermedades (anemia, fenilcetonuria, fibrosis cística) o malformaciones. Por desgracia, existen al menos un 50% de casos de retrasos del crecimiento durante el embarazo que son de naturaleza desconocida, aunque se piensa que entre las causas más frecuentes están la ausencia de espacio físico para desarrollarse el niño, algo muy normal en madres pequeñas.

Lógicamente las madres obesas o que no se preocupan de ganar peso durante el embarazo, ni limitan la expansión de su abdomen mediante fajas, suelen disponer en su interior del suficiente espacio para que el niño se desarrolle con normalidad. En este sentido es muy importante que desde el mismo momento en que se sabe el embarazo se empleen vestidos holgados y se eviten los pantalones ajustados, los cinturones y por supuesto las fajas. Una faja no solamente no evita la dilatación abdominal ni las estrías, sino que impide el crecimiento del niño y sus movimientos (muchas vueltas del cordón umbilical se deben solamente al esfuerzo del niño por encontrar una posición cómoda), al mismo tiempo que dificultan la oxigenación de la piel y con ello provocan la atrofia.

Es importante recordar que...

- Después del nacimiento el crecimiento y desarrollo está muy acelerados y los niños duplican su peso a los seis meses y lo triplican al año.

Factores que influyen durante el crecimiento fetal

Factores maternos

Hormonas maternas: HGH, insulina, HCG y tiroxina. La gestante apenas produce hormona GH, aunque en la placenta se suelen encontrar cantidades importantes de GHRH que actúan solamente sobre la hipófisis del feto.

Nutrientes: carbohidratos, proteínas, grasas, oxígeno. Aunque normalmente el niño recibe siempre los nutrientes necesarios a través de la madre, incluso "robándoselos" a ella si no hay suficiente para los dos, en casos de desnutrición materna aguda la carencia la acusará más el niño que la madre, dándose con frecuencia abortos, malformaciones o niños de bajo peso. En este sentido, la carencia de aminoácidos es la que más problemas ocasiona, conjuntamente con la de glucosa.

Otros factores: polución ambiental, consumo de drogas, tabaco o alcohol. Respecto al trabajo de la madre y aunque ello pueda no agradar a las mujeres obreras, las mujeres que pasan la gestación en casa, realizando labores pequeñas y con descansos frecuentes, dan a luz a niños con mejor peso y salud que las trabajadoras.

También se ha demostrado que el consumo de alcohol o tabaco es un factor de riesgo para el feto y que un efecto secundario habitual son los niños con bajo peso al nacer y predisposición a padecer enfermedades alérgicas.

La dosis del tóxico no parece ser determinante, ya que el niño es muy sensible a los tóxicos incluso en pequeñas proporciones. También el humo de tabaco ambiental, aunque la madre no sea fumadora, perjudica al niño. Se piensa que la madre fumadora que deja de hacerlo antes del tercer trimestre, puede paliar en parte el daño que le estaba infligiendo a su hijo, al menos en cuanto al peso. Estos hechos negativos parece ser que son más importantes en los varones, aunque no se ha encontrado todavía una causa que lo justifique.

Los sustitutos de las drogas, como la metadona, también provocan bajo crecimiento intrauterino.

De otro lado, las madres que tienen bajo peso durante la gestación, o las muy jóvenes lo mismo que las muy mayores, también engendrarán hijos con bajo peso, aunque por su tendencia genética no debiera ser así. Esta tendencia se mantendrá en los hijos sucesivos sino se corrigen las causas.

Factores placentarios

Placenta: superficie total y vascularización. En la placenta, además de otros nutrientes, se encuentra el factor fibroblástico y otros elementos que están implicados en el crecimiento general de los tejidos y la piel.

La placenta suministra al niño mediante simple difusión el agua, los electrolitos, los gases y los ácidos grasos, mientras que la glucosa le llega por difusión activada. También recibe aminoácidos, vitaminas, minerales (especialmente calcio) y hematíes.

Hormonas de la placenta: placenta materna, HPL y HGHV. El HPL es un elemento endocrino muy importante ya que regula el metabolismo fetal a través de su hígado. Ello produce un aumento de la síntesis de las proteínas y por ello un estímulo del crecimiento. La placenta tiene un papel preponderante en todo el sistema hormonal, energético y metabólico, y cualquier anomalía en ella causará retrasos en el crecimiento fetal.

La diabetes no controlada provocará también alteraciones en la placenta, especialmente por la mala vascularización que provoca la enfermedad.

Factores intrínsecamente fetales

Crecimiento general: su desarrollo depende del consumo que haga de los nutrientes a través de la placenta, los cuales se emplearán en la síntesis de las proteínas y la construcción de tejidos nuevos. En el primer trimestre se necesitan proteínas, en el segundo carbohidratos y en el tercero grasas, empleándose todos para la construcción y no como aporte calórico, ya que este depende de la madre.

Hormonas del crecimiento: Hay muchas hormonas que intervienen en el crecimiento. Están la GH, su hormona estimulante GHRH también de procedencia hipofisaria, las somatomedinas, la placenta humana lactógena HPL, la prolactina PRL, la insulina, los estrógenos y las gonadotropinas, además de los esteroides de origen suprarrenal.

La prolactina está presente en la sangre del feto y parece ser que estimula la producción de hormona del crecimiento, al mismo tiempo que regula la presión osmótica que interviene también en el crecimiento.

La gonadotropina coriónica ejerce un efecto frenador del crecimiento (no se debe administrar por tanto durante el embarazo), aunque esta acción se considera eminentemente reguladora.

Los estrógenos también estimulan la acción de la hormona del crecimiento, mientras que la insulina favorece la mitosis celular, salvo que exista en dosis altas (administración en diabéticas) que actuaría entonces como antagonista de la GH.

Características genéticas: es bien sabido que los niños heredan comúnmente la estatura de los padres.

Otros factores hormonales y enzimáticos.

Factores ambientales

Ya hemos comentado que los factores ambientales influyen en el desarrollo del niño nacido, pero está igualmente demostrado que son muy importantes incluso durante la gestación.

Las distintas razas y etnias mundiales suelen tener una localización geográfica muy definida y el crecimiento de los hijos está sometido a una norma bastante estable. Sin embargo, cuando estas razas cambian de residencia el ambiente les influye igualmente y tienden a adquirir la características de los habitantes del lugar. El impacto del ambiente se sumaría a sus propias características y daría como resultado una mezcla étnica diferenciada pero homogénea.

Lo que algunos investigadores sostienen es que no son las condiciones climáticas las que condicionan el crecimiento en una región sino los alimentos del lugar, opinión que también está sostenida por una base lógica.

Otras causas

Entre las más importantes tenemos a las infecciones congénitas como la toxoplasmosis, la rubéola, el herpes, la malaria y la citomegalovirus, así como el SIDA.

CRECIMIENTO FETAL RETARDADO

Aunque se ha podido pensar que todos los niños crecían correctamente dentro del seno materno y que si el embarazo llegaba felizmente a término a los 9 meses de gestación el niño nacería con el suficiente peso, lo cierto es que no solamente los prematuros pueden tener problemas de peso, sino que la carencia de crecimiento también la pueden acusar todos los fetos desde el momento en que se gestan.

Las causas pueden ser diversas, aunque la más importante es la insuficiencia placentaria. Entre las causas atribuibles al feto están los motivos raciales (indudablemente no todas las razas tienen el mismo desarrollo), los factores familiares, las anomalías cromosómicas, los embarazos múltiples o gemelares, las infecciones víricas como la rubéola y las alteraciones hormonales del feto. Con respecto a la influencia materna tenemos en primer lugar los factores socioeconómicos (influyen negativamente el trabajo intenso y la carencia de medios económicos en el hogar), las propias enfermedades que puedan afectar al niño (diabetes, tiroideas), la medicación (debe estar toda absolutamente prohibida), las radiaciones (incluso las ecografías empiezan a estar en entredicho) y las drogas.

Una vez llegado el parto hay cinco hormonas que tendrán su acción sobre el crecimiento: la hormona de crecimiento hipofisaria (GH), la somatomedina (IGF), la tiroxina y como controladores del crecimiento las hormonas sexuales y los corticoides.

CRECIMIENTO FETAL DISMINUIDO

Mientras que en el apartado anterior el bajo crecimiento se considera que está retardado y que puede ser corregido si se ponen los medios adecuados, en el siguiente caso las causas pueden ser tan negativas que incluso pueden dar lugar a un enanismo ; sin embargo, no es tan fácil diferenciar a tiempo un crecimiento disminuido de uno retardado en el curso del embarazo.

Un niño puede nacer con un bajo peso y sin embargo ser considerado "a término", mientras que otro de incluso más peso estadístico será considerado como prematuro auténtico. Por tanto, no es el peso final lo que determina la condición de prematuro sino su desarrollo.

Un niño que tenga un bajo peso durante el embarazo es más sensible a las enfermedades que otro que tenga su peso adecuado, ya que aunque se piense que el hecho de estar todavía dentro del útero materno le protege de las enfermedades no es así. El periodo delicado de estos niños abarca desde el embarazo hasta varias semanas después de su nacimiento. Es más, durante el embarazo es más difícil poner los medios adecuados para que el niño se desarrolle correctamente ya que, además de la peligrosidad de los medicamentos está el difícil control que se puede hacer sobre sus efectos, y eso sin contar con la barrera placentaria que limita (afortunadamente) la llegada de sustancias potencialmente tóxicas al feto.

Un niño que al nacer tenga menos de 2 kilos y medio de peso se considera de bajo peso pero no "prematuro", denominación que hay que reservar para aquellos que han nacido con menos de 37 semanas de gestación.

Pongamos algunos ejemplos:

- Si nace entre las semanas 37 y 42 se considera "a término" y su peso medio deberá oscilar entre los 2.250 y los 3.750 gramos. Por debajo de la primera cifra será un niño pequeño para su edad gestacional y por encima será demasiado grande.
- Si nace entre la semanas 24 y la 36 se denomina "pretérmino" y su peso oscilará entre los 700 y los 3.000 gramos si es el adecuado, mientras que por debajo será demasiado pequeño (incompatible con la vida) y por encima indicará un desarrollo excesivo para el poco tiempo de gestación.
- Si nace entre la semanas 42 y la 46 se denomina "postérmino" y deberá tener un peso entre los 2.750 y los 3.750 gramos. Por debajo se considera que es demasiado pequeño y por encima muy grande para su edad.

No obstante, estas cifras son solamente orientativas y hay que tener en cuenta otras circunstancias como son la raza, las mezclas étnicas y el lugar. Por ello cada país e incluso cada región, debería elaborar las suyas propias. También sería necesario elaborar otra clasificación que evalúe la proporción entre el peso y el desarrollo de estatura, teniendo en cuenta también el perímetro encefálico.

Lo que parece cada día más admitido es que cuando un niño se desarrolla poco dentro de la madre casi siempre es por causas nutricionales. Esta desnutrición puede afectar solamente al peso, o también a la estatura y al desarrollo encefálico, aunque es bastante habitual el que esté afectado todo el conjunto, siendo esta última anomalía la que se debe tener en cuenta para definir que verdaderamente existe un crecimiento intrauterino pequeño.

Valgan estos ejemplos:

- Un niño que en la semana 30 pese 900 gramos nacerá con un peso aproximado de 2.800 gramos. Su estatura será inicialmente de 36 cm. y alcanzará con probabilidad los 46 cm. La circunferencia cefálica será de 25,5 y llegará a los 32 cm.
- Un niño que en la semana 30 pese 1.250 gramos nacerá con un peso aproximado de 3.400 gramos. Su estatura inicial será de 40 cm. y alcanzará los 50 cm. La circunferencia cefálica será de 28 cm. y llegará a los 34 cm.
- Un niño que en la semana 30 pese 1.700 gramos nacerá con un peso de 4.000 gramos. Su estatura inicial será de 44 cm. y alcanzará los 53 cm. al nacer. La circunferencia cefálica será de 30,5 cm. y llegará a los 36 cm.
- Un niño que en la semana 40 pese 3.300 gramos llegará al término con 3.400 gramos. Su estatura será de 49,2 cm. y llegará a los 49,8 cm. La circunferencia cefálica será de 33,5 cm. y llegará a los 34 cm.

Estas cifras, en sí orientativas, son bastante fiables ya que están muy actualizadas, pero no se deben considerar como fijas. Se piensa que al menos un

8% de los recién nacidos lo hacen antes de la semana 37 y de estos la mitad tiene un bajo peso.

En resumen:

Un niño puede tener un crecimiento intrauterino reducido por alguna de estas causas:

1. Factores ambientales típicos de la raza.
2. Deficiente estatus económico y social.
3. Excesiva altitud geográfica.
4. Madre demasiado joven.
5. Madre con embarazo múltiple.
6. Baja talla familiar.
7. Poco aumento del peso materno durante el embarazo.
8. Mala nutrición de la madre.
9. Mujeres con más de 40 años.
10. Ingestión de tóxicos.
11. Enfermedades maternas como la diabetes.
12. Cordón umbilical mal situado.
13. Mal riego sanguíneo a través de la arterial umbilical.
14. Alteraciones cromosómicas del feto.
15. Embarazos demasiado continuados.
16. Infecciones maternas y fetales, en especial sífilis o varicela.
17. Problemas metabólicos.
18. Alcoholismo materno en primer término y paterno en segundo.
19. Fenilcetonuria materna.

20. Ingestión de medicamentos a base de aminopterina, hidantoína, clorobifenol o trimetadiona.
21. Intoxicación por comer pescado saturado de metilmercurio.

COMO DETECTAR UN CRECIMIENTO REDUCIDO

Son varias las técnicas empleadas, aunque las más extendidas son las ultrasónicas y la cordocentesis. Con las ecografías se pueden detectar malformaciones y averiguar la edad exacta del feto y su crecimiento. Profundizando un poco más en las pruebas averiguaremos la relación entre el cráneo y el abdomen, lo que permitirá saber si existe un deficiente aporte se sangre ya sea al cerebro o al resto del cuerpo. También podremos saber si existen anomalías cromosómicas importantes.

Una vez llegado el nacimiento el bajo crecimiento se puede averiguar por los siguientes datos:

• Crecimiento general normal pero poco desarrollo muscular. Suele ser causa de poco cuidado en las últimas semanas de gestación, mayormente por un régimen muy restrictivo por parte de la madre preocupada por su excesivo peso. Esta preocupación por la estética personal provoca una hipoglucemia en el niño que le afectará en su crecimiento.

- Crecimiento general disminuido pero conservando formas simétricas, normales. Suele ser debido entre otras causas a infecciones, alteraciones cromosómicas o genética. Después del nacimiento suelen continuar los problemas de crecimiento y de salud.
- Un niño con bajo crecimiento no proporcionado suele tener alteraciones óseas muy importantes, mientras que los que guardan cierta simetría lo son por mal nutrición, problemas endocrinos o alguna enfermedad.
- Los niños hipotiroideos suelen nacer con desproporciones, mientras que los que solamente tienen afectado el sistema óseo guardan buenas proporciones.

OTRAS ALTERACIONES UNIDAS AL CRECIMIENTO REDUCIDO

Evidentemente, si solamente la anomalía consistiera en un crecimiento reducido del niño no habría porqué alarmarse ni preocuparse excesivamente, ya que, a fin de cuentas, todos los seres humanos nacen con diferentes tallas y ello no es motivo de desprestigio social ni racial. Incluso en niños nacidos de padres cultos y en buena posición económica y social, se dan con frecuencia hijos de talla pequeña que no supone un problema para nadie.

Pero lo que ocurre en muchas estaturas disminuidas, además del aspecto insignificante de la estética, es que pueden ser el indicio de que algo no va bien y que la baja estatura es sólo la parte externa de un problema quizás más grave.

Un niño nacido con una talla y peso inferior a la que le correspondería puede tener algunos de los problemas siguientes:

1. Alta mortandad en los primeros días o meses de su vida.
2. Si sobrevive, alta incidencia de enfermedades.
3. Tronco y miembros muy cortos, con tendencia a las fracturas espontáneas.
4. Cataratas.
5. Alteraciones del paladar y cabello débil.
6. Irritabilidad nerviosa o sueño excesivo.
7. Sordera.
8. Insuficiencia pancreática.
9. Riesgo de cardiopatías.
10. Si sobreviven, al llegar a adultos serán candidatos a la hipertensión y la diabetes.

Afortunadamente...

Si las causas del bajo crecimiento han sido causadas por factores maternos, una vez que ha tenido lugar el nacimiento el niño queda liberado del problema y si es asistido correctamente a partir de entonces es posible que recupere poco a poco su desarrollo normal. Estos niños recuperarán en poco más de seis meses todo su peso, superando en desarrollo a los demás niños, salvo que las causas maternas sean muy graves. En estos casos y aunque tengan un crecimiento y salud óptimas al principio, los problemas maternos terminarán condicionando su desarrollo posterior y a los dos años se estancarán parcialmente. Se considera que solamente un 13% de los niños que nacieron con bajo peso por causas intrauterinas no se recuperan ni siquiera al llegar a la edad adulta.

Se piensa que estos niños no recuperados lo son porque el problema que les afectó durante su vida intrauterina se declaró demasiado pronto, cuando todo su sistema celular estaba en pleno crecimiento. También parece cierto que los casos no recuperables se deben con frecuencia al consumo por parte de la madre de alcohol, tabaco o desnutrición. Por el contrario, aquellos niños que sufrieron las restricciones en las últimas semanas (mayormente por un régimen de adelgazamiento de la madre), se recuperan posteriormente durante el primer trimestre y se normalizan totalmente en el segundo año de vida.

Una vez que el niño ha nacido ha término, los problemas le vendrán más que nada por costumbres sociales incorrectas, alimentación errónea o insuficiente y otros aspectos psicológicos que ya han sido tratados.

LA HORMONA DEL CRECIMIENTO

La hormona del crecimiento es un conjunto de péptidos generados a partir de uno o varios genes relacionados entre sí. Su acción es de carácter metabólico y por tanto con efectos anabolizantes, destructor de grasas y diabetógeno, con lo que se logra una regulación del metabolismo y la nutrición, especialmente cuando el crecimiento ha finalizado. Por ello en ocasiones se emplea esta hormona para enfermedades no relacionadas con el crecimiento infantil, como es el caso de escaso desarrollo muscular en pacientes que tienen un balance en nitrógeno muy deficitario. Mediante su administración se produce un mayor y mejor aporte de aminoácidos a los tejidos, disminuye el catabolismo de las proteínas (se aprovechan mejor) y existe una mayor retención del calcio, el potasio, sodio, cloro y fosfatos.

Estas acciones son especialmente importantes en el tejido muscular y en el hígado, notándose a los pocos minutos de su administración un incremento de los aminoácidos a nivel celular, una mejora en la síntesis del ADN y ARN y una mejor actividad de las funciones hepáticas. También hay una mejor captación y utilización de la glucosa con su posterior conversión en ácidos grasos y un aumento en la degradación de las grasas. El efecto sobre la glucosa provoca una disminución de los niveles en sangre y por tanto una menor secreción de insulina, mientras que el catabolismo de las grasas hace que se regulen los niveles en sangre del colesterol y triglicéridos.

Un tratamiento con esta hormona produce un aumento de la síntesis de las proteínas y al mismo tiempo una disminución en la destrucción de los tejidos musculares, con lo cual la reparación orgánica se realiza en un tiempo muy corto. Se declara a su vez un aumento de la respuesta inmunitaria a través del timo y un aumento en el nivel de anticuerpos.

La liberación interna de la hormona por parte del organismo se realiza de forma pulsátil, no continuada, especialmente por la noche en la tercera y cuarta fase del sueño. De ahí la creencia de que los niños crecen durante el sueño, en la fase de descanso, efecto que es mucho más notorio durante las enfermedades infantiles las cuales obligan al niño a dormir más horas de las habituales. Pudiera ser, y esto no es más que una suposición personal, que las enfermedades típicamente infantiles no sean solamente una manera del organismo para elaborar un sistema defensivo eficaz (solamente se puede aprender a defenderse contra el enemigo peleando), sino que existan para obligar al pequeño a que guarde cama y así poder estimular el crecimiento. Por ello y aunque posteriormente se tratará con más amplitud, los niños pequeños no deberían practicar deportes competitivos que le obliguen a un trabajo físico intenso. Hasta los siete años el único ejercicio que deben realizar son los juegos, aunque éstos pueden estar dirigidos hábilmente por un profesor.

La acción de la hormona del crecimiento se concentra principalmente en los condrocitos epifisarios, la zona ósea que se deberá estirar para que aumente la estatura, y que es especialmente abundante durante los períodos de crecimiento. Solamente se encuentran niveles muy bajos en casos de patologías como la diabetes, el enanismo y la anorexia nerviosa, término ciertamente desafortunado que conduce a los jóvenes afectados por ella a acudir al psiquiatra en lugar de a un endocrino o internista.

De una manera resumida, estos serían los efectos de la hormona del crecimiento:

- Estimula el crecimiento longitudinal de los huesos a través de su efecto sobre los condrocitos del cartílago.
- Tiene una acción sobre la maduración, diferenciación y división celular.
- Sus efectos están influenciados por factores ambientales, humorales y nutricionales.
- Depende más de la nutrición que de la edad.
- Es anabolizante y activa la síntesis de las proteínas a nivel de todos los tejidos.
- Tiene importantes acciones en el tejido adiposo y el muscular, sobre los linfocitos, fibroblastos y función hepática.

- Favorece la incorporación de los aminoácidos a la célula.
- Aumenta la síntesis del ADN y la cantidad de RNA.
- Aumenta la captación de glucosa, existiendo un claro antagonismo entre insulina y GH.
- Regula la cantidad de colesterol y triglicéridos en sangre.

La hormona de crecimiento humana se empezó a extraer en un principio de la hipófisis de animales mamíferos, ya que su obtención era sencilla y se podía purificar con rapidez. El problema era que solamente era eficaz en los mismo animales mamíferos de los cuales se extraía, siendo totalmente ineficaz en el ser humano. Esto mismo ocurrió cuando se emplearon extractos de hormona procedente de animales marinos, de monos y de cerdos.

La conclusión fue que para que fuera eficaz en el hombre debería proceder de seres humanos, por lo que se empezó a extraer de cadáveres mediante el ácido acético.

Como los resultados sobre el crecimiento de niños con enanismo hipofisario fueron óptimos, se puso en marcha un programa muy amplio para extraer la hormona de miles de cadáveres ya que la dosis que se podía conseguir era muy pequeña y se necesitaban miles de cuerpos. Ello dio lugar a un mercado negro muy importante y se llegaron a pagar cifras millonarias para conseguir una cantidad de hormona humana suficiente para estimular el crecimiento de los niños. A partir de entonces solamente se aplicaba a niños con padres económicamente fuertes, lo que dio lugar a cientos de protestas. Paralelamente a ello surgió un comercio exhaustivo de hipófisis de cadáveres en los países del tercer mundo y numerosas denuncias sobre la muerte de vagabundos y hasta de niños. Al demostrarse que la hipófisis de personas recién fallecidas contenía mayor cantidad de hormona de crecimiento que cuando la persona llevaba varios días muerta, grupos sin escrúpulos mataron a personas solitarias con el fin de hacerse ricos con sus órganos. Estos datos fueron aún más sobrecogedores cuando alguien dijo que la hipófisis de niños en crecimiento era especialmente eficaz en el tratamiento del enanismo.

Todo ello motivó que las autoridades sanitarias del mundo entero controlaran la procedencia de esta hormona de crecimiento humana y todos los éxitos iniciales se hubieran venido abajo sino hubiera sido porque en 1971 se consiguió aislar su estructura química y con ello la obtención sintética a partir de la bacteria Escherichia coli, con unos resultados prácticos similares a la que se obtenía de humanos. El problema parecía darse por terminado, pero no fue así ya que la hormona sintética era más costosa de elaborar que la humana y de fabricación muy lenta. El comercio de cadáveres continuó su expansión hasta que, afortunadamente, se descubrieron numerosos efectos secundarios con la procedente de cadáveres, algunos tan serios que provocaron la muerte de los niños tratados con ella. El problema era similar a cuando se administraba sangre de un grupo sanguíneo diferente al receptor. Ni que decir que ello dio al traste con la especulación y la obtención de la hormona humana. Se elaboraron entonces hormonas sintéticas a base del aminoácido metionina, mientras que otros países siguieron comercializando hormona humana pero ahora mucho más purificada que no daba lugar ya a la producción de anticuerpos, lo que sí ocurría con la que contenía 192 aminoácidos. Cuando se obtuvo de la bacteria E. Coli con la misma cantidad de aminoácidos que la humana (191), se lograron nuevos avances, los cuales fueron aún más importantes cuando se aisló a partir de células de mamífero y con ella una disminución drástica de los agentes contaminantes peligrosos.

Hoy en día existe una nueva regresión en la aplicación de esta hormona y se cree que es más beneficioso e inocuo actuar de manera indirecta y favorecer la secreción a través de la hipófisis, en lugar de administrarla externamente. Al mismo tiempo se descubren otras nuevas aplicaciones para este tratamiento hormonal y se cree que no solamente los niños enanos necesitan esta tratamiento, sino que hay enfermedades de adultos que también se pueden beneficiar, como es el caso de insuficiencia muscular, del mismo modo que en aquellos casos de niños con insuficiente crecimiento no ligado a carencia hormonal hipofisaria también tiene efectos positivos.

Otros componentes orgánicos que intervienen en la hormona del crecimiento

Péptidos

En un principio se pensaba que la hormona del crecimiento no actuaba directamente sobre el cartílago de crecimiento, sino que lo hacía por mediación de dos péptidos con una estructura similar a la insulina. Posteriormente se comprobó que si bien tenía un efecto directo en la proliferación celular de los condrocitos (las células que darán lugar al crecimiento), también era necesaria la acción de estos dos péptidos, al menos para que se multiplicasen las células.

Estos dos péptidos, denominados IGF, están presentes desde antes del nacimiento en todos los tejidos humanos y la síntesis se realizan en el hígado. Este dato nos deja una puerta abierta a la investigación en cuanto al verdadero papel del hígado en el crecimiento humano y de si no sería recomendable estimular la función hepática en primer lugar en los niños con poca talla.

La actividad de estos dos péptidos crece en la misma medida en que lo hace el organismo y es dependiente directamente del estado nutricional de la persona.

Serotonina

Se trata de un neurotransmisor que interviene en ciertas fases del sueño y que parece ser que es el responsable de la liberación de la hormona durante es período. Si como ya hemos dicho la hormona del crecimiento se segrega intensamente durante el sueño del niño y este neurotransmisor es el que permite su liberación, quizás podríamos activarla de manera indirecta a través de la serotonina.

De todas maneras los resultados experimentales no son muy fiables, como tampoco lo es la actividad de la serotonina obtenida por síntesis. Al no existir un producto comercializado plenamente fiable y estandarizado, fue imposible medir los resultados sobre el crecimiento. Aunque se empleó para conseguir un incremento de la hormona del crecimiento mediante la administración de precursores y también para impedir su acción bloqueando su síntesis, hasta hoy no hay datos fiables ni concluyentes. De todas maneras el problema quizás está solamente en la no disponibilidad de serotonina adecuada, ya que parece claro que tiene un papel como estimulador indirecto.

Receptores colinérgicos

Parece ser que estas sustancias potencian la liberación de la hormona del crecimiento mediante el bloqueo que las sustancias inhibidoras. Los mismos efectos se han logrado mediante la administración de insulina o una infusión de corteza de Yohimbina, un potente afrodisíaco muy popular en el mundo entero.

Los resultados confirman la existencia de una relación entre las neuronas adrenérgicas y las colinérgicas, aunque hasta ahora los experimentos solamente han podido ser realizados en animales.

Gaba

Este enzima ampliamente utilizado en medicina como auxiliar de los trastornos del sueño, el aprendizaje y la memoria, parece que estimula de alguna manera la producción de la hormona del crecimiento, lo que viene a confirmar, una vez más, que es durante sueño cuando los niños crecen, mucho más incluso que en la fase de descanso.
El Gaba (Acido gamma aminobutírico) actúa de manera independiente y disminuye la actividad de la dopamina, quedando aún como una incógnita si su modo de acción es mediante este bloqueo o por otra causa aún no suficientemente clara.

Aminoácidos

Es bien sabida la acción de algunos aminoácidos sobre el crecimiento humano, la mayoría de los cuales analizaremos en un capítulo aparte. Su modo de acción se piensa que no es como nutrientes o estimuladores hipofisarios sino como bloqueadores de la SS, la sustancia que impide la liberación de la hormona del crecimiento. Entre los aminoácidos más activos están la lisina, arginina y ornitina, los cuales ayudan a la formación de óxido nítrico.

Acidos grasos esenciales

Como componentes esenciales de las células era lógico que tuvieran también una acción importante sobre el crecimiento. Parece ser que un aumento en sangre estimula la producción de hormona por el bloqueo de las sustancias inhibidoras, efecto este que dura aproximadamente 3 horas. De administrarse suficiente cantidad de ácidos grasos en los minutos que preceden al sueño, el efecto inhibidor sobre los péptidos bloqueantes sería mucho más intenso, comportándose de manera similar a la glucosa.

Esteroides

Ambas hormonas, la GH y los esteroides sexuales, tienen una gran dependencia entre sí, hasta el punto que se considera que cuando la secreción de las hormonas sexuales es más alta el crecimiento se detiene parcial o totalmente. Es cuando el niño aún se encuentra en el seno materno cuando se establecen los caracteres que diferenciarán el sexo, dejando ya un patrón bien definido para el ser que nacerá posteriormente. Cualquier ambigüedad o alteración hormonal en ese período conducirá inexorablemente a trastornos posteriormente. Por eso es tan importante no administrar hormonas durante el embarazo ya que los efectos secundarios con respecto a las características sexuales serían muy importantes.
En la pubertad la acción de la hormona testosterona produce una liberación aún mayor de la hormona

del crecimiento, dando lugar a una estatura mayor que las mujeres, además de un mayor desarrollo muscular. Los esteroides sexuales poseen no solamente la propiedad de marcar los caracteres sexuales de las personas, sino también la de estimular el crecimiento hasta la madurez.

Su acción sobre el crecimiento se efectúa en dos niveles, modulando la secreción de la hormona del crecimiento hipofisaria y regulando la osificación del cartílago. Parece ser que convierten la testosterona en estradiol y así prolongan el período de crecimiento. Esta hormona femenina actuaría de freno para que el crecimiento continuase realizándose, permitiendo que siguiesen aumentando las células óseas del crecimiento y favoreciendo al mismo tiempo la mineralización. El efecto de la hormona femenina sobre la calcificación de los huesos es bien conocido, ya que cuando llega la menopausia y disminuye la cantidad presente en sangre los huesos se descalcifican.

Hormonas tiroideas

Su acción es muy directa, ya que una carencia de hormonas tiroideas produce una incapacidad orgánica para elaborar hormona del crecimiento, aunque este efecto no ha podido ser comprobado de manera constante. Lo que si se sabe con certeza es que cuando existe hipotiroidismo se detiene parcialmente el crecimiento, especialmente durante el sueño, habiéndose comprobado también una alteración en la función de la hipófisis.

La triyodotironina es la hormona más activa y procede mayormente de la actividad del tiroides. Junto a las otras hormonas regulan la síntesis y secreción de la hormona del crecimiento y favorecen la mineralización del cartílago del crecimiento por su acción sobre ciertos enzimas, aunque no poseen efecto sobre la proliferación de las células óseas.

Hormonas suprarrenales

Se han comprobado efectos inhibitorios por la administración de glucocorticoides en la acción y secreción de la hormona del crecimiento somatotropa. No obstante, y he aquí lo curioso, las experiencias in vitro (las pruebas en laboratorios), demuestran que se produce el efecto contrario, esto es, una estimulación de la secreción. La conclusión es que a nivel de la hipófisis se notaría un efecto estimulante y por ello un aumento en sangre de la hormona concentrada en el plasma.

Lo que posteriormente ocurre y así quedarían ambos efectos (estimulante e inhibidor) perfectamente explicados, es que en tratamientos prolongados con glucocorticoides se produce un efecto de rebote en la secreción de la hormona quizás por la acción de la somatostatina, una sustancia de efectos contrarios.

Estos efectos son perfectamente comprobables en niños que están sometidos a terapias de corticoides, los cuales aunque en los primeros días tienen un aumento en su estatura y peso, posteriormente predominan los trastornos catabólicos. Para evitar esta acción negativa sobre el crecimiento los terapeutas evitan administrar dosis continuadas de corticoides y prefieren las terapias alternativas para que la hormona del crecimiento se siga segregando en cantidad suficiente.

DÉFICIT DE LA HORMONA DEL CRECIMIENTO Y SUS CAUSAS

Como resumen, estas son algunas de las causas conocidas para que la hormona del crecimiento no esté presente o no pueda ejercer sus funciones.

- Por causas genéticas en los genes responsables.
- La hipófisis no produce suficiente cantidad de GH porque no es estimulada adecuadamente.
- Por la inexistencia de la proteína adecuada que debe estar presente en la membrana celular.
- Por diversas enfermedades autoinmunes que generan anticuerpos.
- Por cesáreas mal realizadas.
- Por falta de oxígeno en el momento del parto.
- Por problemas neurológicos.
- Por enfermedades como las ataxias, SIDA o talasemia.
- Por falta de privación de afecto. En este sentido la larga permanencia en incubadoras, sin las caricias y susurros de los padres, puede provocar problemas de insuficiencia hormonal.
- Por enfermedades tumorales.
- A causa de accidentes traumáticos.

- Radiografías frecuentes, especialmente craneales.
- Enfermedades hepáticas.

Importante:

La carencia de hormona del crecimiento puede no ser detectada a tiempo, ya que los síntomas no tienen por qué ser espectaculares y pueden quedar enmascarados. El niño que no tiene un déficit total puede que tenga un aspecto agradable, incluso puede estar gordito y relativamente bien formado. En estos casos suelen estar asociado un ligero déficit tiroideo lo que daría lugar a mal desarrollo genital, aunque si ya tiene más de doce años es posible que pase desapercibido por los padres, ya que lo normal es que no quiera mostrarse desnudo delante de los adultos.

Otro dato que hay que tener en cuenta en los casos leves, es que aunque se realicen análisis de sangre es posible que no se detecten anomalías ya que el déficit hormonal no es lineal, sino alterno. Solamente cuando la talla y el peso son deficitarios pueden llevar a los padres a solicitar ayuda médica.

EL TIROIDES

Es lógico que una glándula endocrina que regula el metabolismo interno tenga que tener también acciones muy importantes sobre el crecimiento. La insuficiencia tiroidea provoca un retraso del crecimiento perfectamente definible, generalmente asociado a otros problemas de salud y estéticos. Se corrige fácilmente con la aplicación de la L-Tiroxina y si se aplica precozmente, a partir del primer año de vida, los resultados son completos e incluso pueden llegar a crecer un poco más de lo que por genética les correspondería. No obstante, hay que insistir en que este efecto solamente se logra en niños con problemas de hipotiroidismo.

Estas son las acciones más importantes de manera muy resumida:

- Estimula la liberación de la hormona del crecimiento (GH) a través de la hipófisis.
- Aumenta la maduración del condrocitos del hueso, el cartílago del crecimiento.
- Aumenta las funciones metabólicas de hígado.
- Produce un aumento en la formación de las células del cartílago.
- Tiene un marcado efecto anabolizante general.
- Favorece la oxidación de todas las células corporales.
- Favorece la multiplicación celular.
- Estimula la síntesis del ARN.
- Es necesaria para la adecuada formación del tejido nervioso.

LAS HORMONAS MASCULINAS

Aunque son segregadas en mayor cantidad en los varones, especialmente la testosterona, existen otro tipo de hormonas comunes a ambos sexos llamadas **andrógenas** que son elaboradas esencialmente por la glándula suprarrenal. Mientras que ambas son imprescindibles para la maduración de todos los caracteres masculinos, tanto internos como externos, los andrógenos intervienen en ambos sexos.

En el varón la unión de ambas hormonas determina que al finalizar el crecimiento su estatura y desarrollo muscular sea mayor, mientras que al nacer serán solamente las hormonas andrógenas las que determinan que tengan mayor peso que las niñas. La **testosterona** parece que no tiene ninguna influencia, quizás porque no se segrega en la fase prepuberal (hasta los 7 años), y en esta etapa de su vida será solamente la glándula suprarrenal la que suministre la cantidad necesaria de andrógenos para que no se pierdan los caracteres sexuales heredados y típicos de su sexo varón.

Dos años antes de que comiencen a funcionar los testículos, entre los 9 y los 10 años, se produce un aumento de estatura en el niño, un estirón significativo, motivado por un aumento de la actividad suprarrenal y una mayor secreción de sus hormonas. Pasado ese período es cuando comienzan a aumentar progresivamente los niveles de testosterona, el niño cambia sensiblemente la voz y el carácter y la diferenciación de sexos es más notoria. Por ello es muy normal que hasta esa edad el niño y la niña tengan comportamientos similares que pueden inducir a error en psicólogos y padres obsesionados por la masculinidad.

Los andrógenos producen, entre otros, los siguientes efectos:

- Un estirón a los 7 años de edad.
- La androsterona aumenta la eficacia de la testosterona al convertirla en un metabolismo activo denominado Dehidrotestosterona.
- En la pubertad aumentan los niveles plasmáticos de la testosterona y con ella la estimulación directa del crecimiento y la maduración del hueso.
- En esa época hay un aumento del tamaño muscular.

LAS HORMONAS FEMENINAS

Lo mismo que las hormonas masculinas tienen un efecto importante en el crecimiento de las niñas, las hormonas femeninas, los estrógenos, también lo tienen en los niños, especialmente en la época puberal.

Estos son los principales efectos en ambos sexos:

- Estimulación en la producción de la hormona del crecimiento.
- Acción directa sobre el cartílago del crecimiento.
- Una vez comenzada la pubertad tienen un efecto contrario: si los niveles en sangre son bajos el

crecimiento se incrementa, si son altos lo inhiben. Por tanto y teniendo en cuenta que las niñas suelen tener un crecimiento menor, es muy razonable pensar que son los niveles de estrógenos los que en realidad limitan su crecimiento final.

OTROS ELEMENTOS

Existen otras hormonas que también tienen actividad importante durante el crecimiento y entre ellas tenemos a los *glucocorticoides*, las cuales son segregadas por la corteza de la glándula suprarrenal y por tanto tienen actividad en ambos sexos. Su acción favorece la división celular, tanto a nivel óseo como muscular, y estimulan la producción de la hormonas hipofisarias y tiroideas, aunque su efecto final es el de actuar como reguladoras en la cantidad de hormonas de crecimiento. Un exceso de la actividad hipofisaria sería frenado en principio por estas hormonas y el crecimiento óseo no se vería afectado al quedar frenada la acción sobre el cartílago del crecimiento y producirse un aumento del catabolismo de las proteínas.

Otra hormona importante es la *Insulina* la cual tienen un papel esencial en el crecimiento prenatal, cuando aún no se segregan las hormonas específicas del crecimiento. Actúa favoreciendo la acción de las somatomedinas y en caso de déficit de insulina por enfermedad de la madre (diabetes), es muy probable que el bebé tenga un desarrollo insuficiente.

Otra hormona de suma importancia es la Parathormona segregada por la glándula paratiroides, la cual regula todo el metabolismo óseo a través de los osteoblastos. Su acción sobre la vitamina D es decisiva para el crecimiento longitudinal de los huesos y junto a esta vitamina regulan los niveles de calcio para conseguir que los cartílagos del crecimiento funcionen adecuadamente. Un exceso de esta hormona o de la vitamina D produciría el efecto contrario, esto es, una aceleración del callo óseo y por tanto un crecimiento final menor.

COMO SE PRODUCE EL CRECIMIENTO

Existen dos momentos en la vida de un niño en los cuales se produce la mayor aceleración del crecimiento. Uno es durante su crecimiento fetal, el cual es sumamente rápido y espectacular, y otro en la pubertad, siendo más precoz y menos intenso en las chicas, y más tardío pero más rápido y completo en los chicos. No obstante lo que si hay es una curva de crecimiento constante, sin ninguna interrupción, aunque con dos fases de aceleración muy marcadas. También se ha observado que el flujo de hormona del crecimiento y el mismo desarrollo, aún siendo constante no es fluido sino en forma pulsátil, produciéndose miniestirones continuados, como si fueran al compás de las pulsaciones cardíacas, similitud ésta que no se ha estudiado.

Esta parece ser la forma más probable del ritmo del crecimiento:

- La periodicidad del ritmo del crecimiento es de 35 a 55 días, no existiendo diferencias en cuanto a la edad ni al sexo, sin que exista una causa que explique este ciclo.
- El crecimiento se detiene durante los procesos infecciosos.
- Los niños que padecen problemas del crecimiento tienen probablemente el mismo

número de miniestirones, pero estos son de menor amplitud.

- Los niños desnutridos y posteriormente recuperados, tienen un crecimiento muy acelerado en los días posteriores a la curación. Anualmente, mientras un niño normal crece unos 4,5 cm. un niño recuperado lo hace a un ritmo de 6,9 cm. al año.
- Las mayores variaciones se registran en el cartílago óseo del crecimiento.
- Cuando se administran fármacos para estimular el crecimiento hay que hacerlo diariamente y sin modificar la dosis. Dosis mayores o más espaciadas no producen ninguna mejoría adicional.
- Los primeros días de tratamiento con hormona del crecimiento se produce un aumento espectacular de la estatura, pero al poco tiempo es mucho más lento, aunque ello no implica que se deba bajar la dosis.
- Es imprescindible una alimentación correcta para que el crecimiento se realice, en especial la presencia de vitamina D la cual es necesaria para que se realice la mineralización de los cartílagos. La vitamina C es necesaria para la formación de los condrocitos.
- Las hormonas tiroideas también son imprescindibles para el crecimiento, tanto por su acción sobre el metabolismo óseo como por su efecto estimulante de las hormonas hipofisarias.

- La insulina es igualmente necesaria por su efecto estimulante de la síntesis de las proteínas. Sin ella no se producen los procesos anabólicos.

- La talla en el momento del nacimiento está más influenciada por la madre que por ambos padres, existiendo una proporción de un 70% de influencia materna. En esta proporción influyen no solamente la genética sino los factores ambientales, emocionales y nutritivos.

- El crecimiento intrauterino está muy influenciado por el estado nutricional de la madre en el momento de la concepción. Esto deja las cosas muy claras en cuanto a la creencia de que el llevar una vida saludable es decisiva solamente durante el embarazo y no antes. Las buenas costumbres en cuanto a calidad de vida y alimentación de los padres son un seguro de vida para los futuros niños.

- La carencia de glucosa en la madre influye negativamente en el crecimiento fetal, por lo que realizar un régimen de adelgazamiento durante el embarazo, por aquello de que luego no podrá perder los kilos ganados, es altamente peligroso para la salud del futuro niño. Cada madre y cada niño, deberá crecer y pesar lo que su naturaleza precise, no lo que una tabla estandarizada diga.

Factores del crecimiento

De una forma resumida, estos son los factores más decisivos en el crecimiento:

1. Factores que inician el crecimiento los cuales hacen que la célula pase de la situación de reposo a la de disposición a responder al estímulo. Es una especie de situación de alerta, de ¡preparados !, que se da en las plaquetas, los macrófagos y los fibroblastos.
2. Diversos factores de progresión en lo ya iniciado que hacen que la célula realice la síntesis del ADN, gracias básicamente a la acción hormonal.
3. Factores reguladores, frenadores o inhibidores, los cuales son necesarios para limitar el crecimiento si es exagerado, aunque también actúan negativamente transformando las células y produciendo su necrosis.

LAS HORMONAS Y SU EFECTO SOBRE LOS HUESOS

Parece demostrado que la hormona GH provoca una división de las células de los cartílagos del crecimiento, aunque esto no ocurre de manera continuada sino solamente transitoria.

Lo curioso del caso es que esta hormona no interviene durante la etapa fetal en la cual también hay crecimiento óseo, aunque sí se segregan otras hormonas aún no identificadas. Posteriormente y entre los años 3 a 8, la GH actúa ya sobre todas las zonas del hueso, así como en la elaboración de la sangre.

La división las células del cartílago no solamente es proliferativa sino que se expanden de manera mitótica, por lo que un simple análisis del cartílago nos puede dar una idea de cómo va a ser el desarrollo final del niño en cuanto al crecimiento. Lo que también parece cierto es que dosis extras de GH en niños normales no tiene ningún efecto sobre el crecimiento (no hay posibilidad de un crecimiento extra aunque el niño sea pequeño) y solamente son eficaces cuando existen anomalías del crecimiento por insuficiencia de hormonas.

Así es el mecanismo por el cual crece el cartílago de conjunción:

- Los condrocitos se calcifican y se incorporan al hueso.
- Cuanto más gruesa sea la zona de proliferación mayor largura tendrá el hueso.
- Todo el crecimiento está regulado ya de antemano, genéticamente, aunque para que este proceso se desarrolle con normalidad deben existir una serie de factores y hormonas.
- El crecimiento del hueso se hace de forma cíclica, no lineal, preferentemente por las noches.
- Cuando las células del hueso están en reposo son más receptivas para la acción de la GH.
- Los condrocitos se agrupan en forma de columnas paralelas, siendo independientes unas de otras.
- Las células se dividen durante cuatro días y se hipertrofian (calcifican) durante los dos siguientes.

- Cada hueso tiene dos cartílagos de crecimiento y aunque se desarrollan de forma sincronizada con los que existen en la otra extremidad son independientes entre sí. En algunas situaciones un cartílago puede crecer más que el otro dando lugar a huesos desiguales.

- Los huesos dotados de cartílago de crecimiento se desarrollan al margen del resto de los huesos corporales, lo que puede dar lugar en determinadas patologías a desarrollos desiguales entre las diferentes zonas corporales. La hormona del crecimiento actúa solamente sobre los huesos dotados de cartílagos de crecimiento.

- Parece ser que mientras que durante el día aumenta la síntesis de la matriz del hueso, es durante la noche cuando se produce la calcificación y por tanto el crecimiento.

- Para medir el crecimiento de los huesos largos se emplea un aparato denominado Microknómetro. Este aparato confirmó que los mayores incrementos en el crecimiento se efectuaban durante el sueño, concretamente en las primeras horas de la madrugada., mientras que la división celular se efectúa entre las 6 y las 9 de la madrugada.

- Datos sin confirmar afirman que si se toma glutamato monosódico antes de irse a dormir, se bloquea total o parcialmente la producción de GH. De ser cierto y teniendo en cuenta que este componente se emplea como aditivo en los platos de comida china, deberíamos cuestionar en alimentar a los niños con este tipo de comida al menos en la cena. Otros estudios sobre el glutamato monosódico indican que incluso debe ser prohibido para las mujeres gestantes, ya que puede bloquear parcialmente el crecimiento neonatal.

CÓMO SE REALIZAN LAS PRUEBAS

Una vez que hemos entendido un poco los fenómenos del crecimiento y aunque algún lector pueda sentirse confuso por los numerosos datos médicos que no nos ha quedado más remedio que incluir, voy ahora a simplificar las cosas, hacerlas más prácticas, y para ello indicaré los pasos a seguir para la valoración del crecimiento infantil.

Aunque el crecimiento estatural se da por finalizado entre los 18 y los 23 años, hay estudios que demuestran que en realidad se puede prolongar incluso hasta los 25 o los 28, especialmente en aquellos casos en los cuales el joven no creció lo que genéticamente podía (quizás por enfermedades) y su organismo fue capaz de seguir evolucionando posteriormente cuando las causas bloqueantes quedaron suprimidas. De cualquier manera e independientemente del crecimiento óseo, la madurez total de todas las células corporales no finaliza hasta bien entrados los 30 años de vida e incluso posteriormente y hasta los 50 años, existe una evolución positiva de muchas zonas corporales. Esto nos lleva a una conclusión muy interesante, en el sentido de no pensar que todo aquello que no pudimos hacer antes de los 18 años es imposible de lograr después. Cualquier esfuerzo por recuperar la salud o las facultades perdidas - o nunca logradas - conlleva siempre a una mejora orgánica, incluido el crecimiento como veremos posteriormente.

En el crecimiento existen tantos factores limitantes como estimulantes, entre ellos la genética, la nutrición, las hormonas, el carácter, el clima o las costumbres sociales, que lógicamente se pueden escapar de nuestro control y descuidar alguna de ellas.

Lo primero que hay que hacer es englobar al niño en una escala de estatura lógica. Por ello no debemos tomar como referencia patrones universales, ni siquiera nacionales, sino solamente regionales. Las diferencias entre provincias son tan notorias que se hace necesario disponer de datos fiables, actualizados, sobre el crecimiento infantil de los últimos diez años. Pero aún así, si en ese período hubiera habido desastres sociales o económicos que hubieran producido desnutriciones o penurias económicas en algunos sectores de la población, tampoco nos valdrían las estadísticas.

Las estadísticas hay que saberlas interpretar ya que pueden inducirnos a error. Por ejemplo: si tomamos como referencia el crecimiento de la población de una región en la cual hay 100 jóvenes con una estatura media de 1,60 cm. y 900 jóvenes que miden 1,80 cm. el promedio de estatura será muy alto. Pero si tenemos en cuenta que la medición fue efectuada en un sólo grupo social (medio-alto) y que este grupo supone solamente el 25% de la población total, es sencillo averiguar que la estadística no es correcta.

El problema que se plantea para el médico o para los padres, es que no saben cómo fueron realizadas las estadísticas y ni siquiera se sabe en qué año. Al no ser por tanto fiables podemos dar por pequeño a un niño normal y por normal a uno alto.

Por tanto y dejando ya a un lado cualquier tabla de crecimiento correcta, lo que podemos valorar con ese niño que queremos mejorar en cuanto a crecimiento se refiere, es lo siguiente:

Desarrollo físico

Aunque el peso no es un indicativo totalmente fiable para la curva de crecimiento, nos podrá indicar si el desarrollo del niño es correcto o no, ya que si además de crecer aumenta en kilos será síntoma de buen equilibrio.

Con respecto a la talla y más importante que englobarle en las medidas medias de la región, hay que establecerla con respecto a sus padres. No obstante hay que distinguir entre talla y altura.

Talla:

Es el parámetro que podemos valorar desde los dos años de edad y mide la altura en posición en pie, apoyado adecuadamente sobre ambos pies descalzos, con los ojos al mismo nivel que el orificio de las orejas y con una inspiración seguida de una expiración. Para evitar que el grosor del pelo pueda dar una lectura falsa, la tabla superior debe tener al menos medio kilo de peso para aplastarlo.

Longitud:

Es aquella que posee el cuerpo en posición tumbado boca arriba. Se utiliza en niños menores de dos años y en adultos encamados. Las orejas deben estar perpendicularmente a la camilla, las rodillas apoyadas y el tope del metro sobre la planta de los pies.

Medición por zonas:

Una zona será la parte superior, desde el coxis hasta el cráneo, mientras que la inferior se puede medir desde el hueso del pubis hasta el suelo, en medio de ambas piernas.

El cráneo se mide a la altura de la frente. Las mujeres deberán medir de media a los dos años 48 cm. y los varones 49 cm.

El perímetro del brazo nos dará una buena información entre el porcentaje de tejido adiposo y masa muscular. El músculo se deberá leer una vez efectuado un pliegue de la piel, mientras que el perímetro total se hará por encima. Por ejemplo: para una circunferencia de brazo de 20 cm. hay un área total de 31,8 cm2, y un área muscular de 32 cm2. Esto en niños, ya que en adultos con un perímetro de 30 cm. habrá un área total de 71,8 cm2 y un área muscular de 73 cm2.

Peso:

Con ello pretendemos averiguar el estado nutricional del niño. Para tener una referencia fiable hay que dividir el peso en kilogramos por el cuadrado de la talla en centímetros. Con ello se obtiene el Indice de Masa Corporal medio en España el cual suele tener entre los 8 y los 10 años de edad un promedio de 17 en varones y hembras, mientras que a los quince años será de 20 en los varones y 21 en las hembras.

La grasa corporal localizada en el tejido adiposo se mide con un calibre especial que pinza un pliegue del tríceps y bíceps del antebrazo con una presión de 10g/mm2. Cuando existan dudas habrá que realizar medidas en los pliegues de la escápula y la cara interna de los muslos.

Para averiguar el estado nutricional interno se medirán la cantidad en sangre de albúmina, transferrina, y prealbúmina.

Desarrollo óseo.

Lo más habitual es hacer una radiografía de la mano izquierda con los dedos extendidos y compararlos con los huesos de un niño con crecimiento normal. Otros médicos prefieren medir el radio, cúbito y los huesos largos de la mano izquierda. Estos datos deben ir unidos al desarrollo sexual y al muscular.

Pruebas hormonales:

Basta una muestra de sangre para determinar la concentración de la hormona del crecimiento GH. Las pruebas deben realizarse espaciadas teniendo en cuenta las fluctuaciones lógicas, lo que lleva a un análisis cada 3 o 5 horas. Hay quien da más valor a las muestras extraídas durante el sueño ya que es en ese momento cuando más hormona se segrega. Aún así, los datos no deben ser interpretados categóricamente ya que el estrés del hospital, la alimentación y el cambio de ambiente pueden producir alteraciones en la secreción hormonal.

Mucho más práctico o por supuesto menos doloroso y traumático para el niño son las pruebas de orina, a la cual va a parar una pequeña cantidad de hormona GH. Si tomamos la orina de 24 horas obviamente estaremos obteniendo una evaluación muy aproximada de la cantidad de hormona utilizada.

También es necesario averiguar la función tiroidea, ya que esta glándula tiene una influencia decisiva en el crecimiento, lo mismo que los retrasos en la maduración de las gónadas. Los retrasos sexuales de los niños suelen ir unidos también a retrasos en el crecimiento, dependiente también de la producción de gonadotropinas.

Para estimular la producción de hormona del crecimiento también se emplea la administración de insulina con el fin de producir una hipoglucemia y como consecuencia un aumento de la GH. Este método lo consideramos demasiado cruento para comentarlo.

Otro método más suave es la administración del aminoácido arginina, el cual como sabemos estimula la producción de GH, lo mismo que cuando se realiza un esfuerzo físico. Ambas pruebas son perfectamente viables e inocuas, salvo por los inevitables pinchazos para extraer la sangre.

EL CRECIMIENTO AÑO TRAS AÑO

Con el paso de los años los niños deben crecer en estatura, aumentar de peso, pero al mismo tiempo ir desarrollando el resto de los caracteres normales en cada sexo. Por ello cuando se juzga un crecimiento de la talla insuficiente hay que ver si está ligado también a otras anomalías como pueden ser mala dentadura, poco desarrollo muscular, inmadurez sexual e incluso cierto retraso intelectual o afectivo. Quizás sea el desarrollo de los genitales externos (testículos y pene en el varón, mamas y vulva en la mujer) lo que más se tiene en cuenta a la hora de valorar la madurez de un niño, más que nada por su gran dependencia del sistema hormonal, aunque quizás se valore en primer lugar por lo fácil que es su apreciación a simple vista.

No obstante, hay que tener en cuenta que no todos los niños maduran sexualmente al mismo tiempo y que cuando se trata de averiguar qué relación tienen en ese aspecto con sus padres es posible que no nos cuenten la verdad.

Por supuesto tampoco nos van a admitir que efectuemos una valoración visual de los genitales de sus padres, ya que a fin de cuentas los enfermos no son ellos.

Para valorar entonces el desarrollo sexual de los niños habrá que tener en cuenta la fecha de la primera menstruación en las niñas, si es que se ha producido ya, y el desarrollo de los testículos en el niño. El tamaño de las mamas y el del pene, por tanto, no son datos a tener en cuenta ya que no hay una cifra media fiable. Cada niño/a madura en ese aspecto en una época diferente y un tamaño grande o pequeño no indica necesariamente ninguna alteración.

Datos de interés sobre el crecimiento

- Cuando se observa una falta de crecimiento inmediatamente después del parto se suele debe normalmente a desnutrición - o mal nutrición -, una enfermedad crónica de madre o hijo, y también a problemas afectivos. Ni todas las mujeres aceptan de buen grado el nacimiento de un hijo, ni todos los ambientes sociales que la rodean son los más adecuados. Se calcula que en un 40% de casos las anomalías del crecimiento se deben a problemas socioeconómicos.

- Las razas no son decisivas en cuanto al crecimiento, siendo más determinante las costumbres alimenticias y ambientales. Los niños asiáticos y europeos suelen tener la misma estatura al nacer, pero con el paso de los años los europeos crecen más, especialmente por la diferente calidad de vida.

- Los gemelos suelen tener diferente peso al nacer, quizás porque se establece una combatividad entre ellos dentro del seno materno, pero después si ambos reciben los mismos cuidados se equilibra su desarrollo.

- Las chicas suelen tener el primer estirón dos años antes que los chicos, pero la velocidad de crecimiento de los chicos es mayor.
- La primera menstruación de las chicas está influenciada genéticamente y cuando hay gemelas suelen tenerla con una diferencia no mayor de un mes. Entre hermanas pueden existir diferencias incluso de un año o más.
- Las niñas de los países del tercer mundo o en vías de desarrollo tienen su primera menstruación antes que las occidentales. Los niños sin embargo no tienen estas diferencias en cuanto a su madurez genital.
- El comienzo de la pubertad no determina el crecimiento final, aunque se observa que aquellos que maduran antes dejan de crecer también antes. Los niños/as más precoces, que tienen un crecimiento rápido en la niñez, serán con mucha probabilidad más pequeños en la edad adulta.
- La talla adulta definitiva está más influenciada por la nutrición y el ambiente que por la herencia.

Desarrollo de los genitales

El primer dato externo que se puede valorar es el nacimiento del vello del pubis, el cual sale antes en la mujer que en el hombre, ya que en la mujer depende de la producción de andrógenos suprarrenales y estos se segregan a muy temprana edad. Paralelamente a este vello saldrá el vello de la axila y la barba en el varón. Cuando ocurren estos cambios es cuando el crecimiento estatural se intensifica, aumenta la cantidad de tejido adiposo en la mujer (aparecen las curvas) y hay un marcado aumento de la masa muscular en el varón. A partir de entonces la piel se vuelve grasa, con acné y el carácter cambia sensiblemente.

En el varón los testículos con una longitud de 2 cm. indican que está comenzando la pubertad. Si coincide con un aumento del pene y un escaso y poco pigmentado vello del pubis, será la señal de que todo está realizándose correctamente. En la medida en que pene y testículos crecen y el pelo se pigmenta y se riza, así deberá continuar el crecimiento en estatura.

En la mujer primero hay una especie de botón mamario y ausencia de vello púbico. Después el pezón comienza a elevarse y el vello del pubis es escaso, poco pigmentado y limitado a los labios mayores de la vulva. Cuando el vello es abundante y rizado también crecen los labios mayores y menores y se desarrollan al mismo tiempo las mamas y la areola del pezón. Más adelante y aunque las mamas están casi totalmente desarrolladas, la vulva formada y el vello del pubis finalizado, todavía no existe menstruación. Cuando esta se declara el pezón se agranda y el vello se extiende a la parte interna de los muslos.

Otros desarrollos

El **cráneo,** que representa la cuarta parte de la talla total al nacer es siete veces superior a la cara, la cual empezará a crecer cuando se desarrollen los órganos de la masticación y salgan los dientes. A los seis años tendrá la cabeza un tamaño ligeramente superior a un octavo del total, mientras que en el adulto puede representar un noveno de la estatura final.

A los 12 años el cerebro ya tiene el 90% de su volumen final, aunque el resto de la cara tendrá que seguir creciendo al menos hasta los 20 años. Una manera fácil y sumamente fiable para medir la evolución de un niño es a base de fotografías de frente y perfil, obviamente más inofensivas que las radiografías recomendadas por algunos médicos.

En los casos de niños con talla inferior a la normal se puede apreciar también una disminución en la longitud de la base del cráneo, en el tamaño del maxilar superior y en la mandíbula, la cual además se retrae con respecto al cráneo. También se observa una disminución del perímetro del cráneo, retraso en la salida de los dientes y disminución en su tamaño. Cuando se administra en estos niños la hormona del crecimiento GH antes de los cinco años de edad se normalizan rápidamente todas las anomalías de la cabeza, mucho antes que las medidas de los huesos largos. Esta normalización se logra igualmente, pero en mayor tiempo, si se suministra la hormona a los nueve años. Una vez que se llega a los trece años, cuando los caracteres sexuales ya son importantes, el tamaño de la cabeza ya no se completa, aunque sí puede lograrse un aumento de la talla significativo.

Se pueden medir también los cambios que se producen en los huesos del carpo, radio, cúbito y falanges, con los cuales y utilizando unas tablas adecuadas ya comercializadas, se podrá averiguar la talla final con poco margen de error.

También habrá que tener en cuenta la madurez emocional y el estado del sistema endocrino, parámetro este fácilmente medible con los análisis habituales.

Otras formas de medir a los niños

Existen otros métodos para evaluar la normalidad en el crecimiento infantil, entre ellos los siguientes:

1. Consisten en medir a diferentes niños, tanto en edad como en grupos sociales, y establecer una media en ellos.
2. Este método solamente lo pueden realizar pediatras o profesores de colegio, ya que se necesita un fácil acceso a muchos niños al mismo tiempo. Puede emplearse durante épocas de vacunación masiva o en campamentos de verano estudiantiles.
3. En este caso se analizan solamente un grupo de edad similar y grupo social afín, como pueden ser chicos pertenecientes a un mismo colegio, aunque también es factible hacerlo entre chicos

de la misma edad y que estudien en colegios cercanos entre sí.

4. Lógicamente, una manera que puede ser más fiable consiste en mezclar las dos referencias anteriores, esto es, varios colegios y niños con edades diferentes. Así se pueden obtener cifras válidas en cuanto a la altura y el peso de niños y niñas.

5. Unas pruebas de este tipo se realizaron en diferentes colegios en un período de diez años, algo muy fácil de realizar ya que solamente consistió en medir la evolución de varias generaciones.

- Los niños de la primera generación tenían una estatura media de 140,20 cm. a los diez años y un peso de 34,62 kg., mientras que los de la siguiente generación medían 139,25 cm. y pesaban 34,22 kg. Aunque ello puede inducir a pensar que la estatura media ha bajado, la realidad es que llegados a los 14 años los niños de la primera generación tenían 161,89 cm. de altura y los de la segunda 163,84 cm. Estas cifras dejan bien claro que un crecimiento acelerado en la primera infancia no se traduce en una estatura final mayor sino menor.

6. Estos datos suponen una advertencia sobre el modo de efectuar las mediciones de la altura en niños, ya   que según la edad en que las realicemos los datos pueden quedar falseados. La velocidad de crecimiento en una época concreta será independiente de la estatura final. En los 2 o 3 primeros años de vida el

crecimiento es muy rápido, al que sigue después una deceleración importante.

7. En estos primeros años es más importante la nutrición correcta que la secreción de la hormona del crecimiento. En la segunda infancia es la hormona GH la que cuestiona el ritmo de crecimiento, mientras que en la pubertad es la combinación de la GH y los esteroides sexuales lo que determina la estatura final.

8. Otros métodos menos popularizados consisten en medir el crecimiento del cúbito de la mano derecha durante 3 semanas y otro que se realiza apenas durante dos días y que se hace tomando la medida entre la rodilla y la planta de los pies en posición sentado. Estos dos métodos son muy adecuados cuando se desea evaluar la utilidad o no de las hormonas del crecimiento.

LA PUBERTAD

Se trata del período comprendido desde los 11 años hasta llegar a la edad adulta, la cual debe coincidir con la finalización del crecimiento. Desde el inicio de esta segunda década de la vida comienzan a desarrollarse los caracteres sexuales y por tanto la capacidad reproductora. Cuando el aparato genital está completado suele darse por finalizado el crecimiento en estatura, todo ello con una gran aceleración en estos últimos años de la pubertad llegando incluso hasta los 12 cm. por año.

Los niños suelen dar un gran estirón a partir de los 13 años, mientras que las niñas comienzan a los 11, llegando al punto más álgido a los 14,4 años en niños y 12,5 en niñas. A partir de esa edad, el crecimiento empieza a decrecer, existiendo una edad en el cual ambos sexos tienen la misma estatura. Posteriormente el niño se va distanciando en cuanto a estatura se refiere, aunque afectivamente las niñas tienen un periodo de mayor maduración hasta casi los 20 años, edad en la cual vuelven a igualarse.

En la pubertad los ciclos de crecimiento suelen ser de 30 y 55 días, casi siempre coincidiendo con una enfermedad infecciosa leve y hay un dato sumamente interesante es que cuando la entrada de la pubertad se retrasa (incluso afectivamente se sigue en la niñez), la estatura final es menor. Ello dio lugar a una pauta para intentar corregir los defectos en el crecimiento, en el sentido de que hay que procurar poner el tratamiento corrector cuanto antes, ya que después los resultados pueden ser muy modestos.

Una señal inequívoca de que la madurez está comenzando y que el crecimiento va a tener una gran aceleración, es la aparición de los primeros caracteres sexuales, especialmente detectables con la salida del vello púbico en ambos sexos, la barba en el joven y las mamas en la chica. Estos datos indican sin lugar a dudas las secreciones de hormonas (estrógenos en la mujer, testosterona en el hombre) que son los responsables del acelerón en el crecimiento y el aumento de la masa muscular.

Estas hormonas actúan sobre los cartílagos del crecimiento, estimulan la proliferación de los condrocitos y aumentan la producción de la hormona GH.

Unos años antes de estas secreciones de hormonas sexuales ya han aparecido las gonadotropinas y los andrógenos responsables del vello, lo que indudablemente habrá producido un pequeño estirón. Sin embargo la secreción de las hormonas sexuales incrementa decisivamente a la hormona del crecimiento, en un efecto que está comprobado que es durante el sueño.

En esta época de la vida los jóvenes son especialmente sensibles a las hormonas, por lo que no se deben administrar salvo aquellas totalmente imprescindibles. Basta una pequeña cantidad de estrógenos en el varón para que se le detenga el crecimiento y regresen parcialmente sus órganos genitales, mientras que en la mujer la acción de la testosterona la inducirá a un nacimiento del vello en la cara y atrofia de los ovarios. Estas acciones pueden incluso declararse utilizando alimentos, bebidas o plantas medicinales con cierta acción hormonal, lo que implica tener cuidado. Para no extendernos en el tema, diremos que hormonas femeninas se encuentran en la cerveza, la alfalfa y algo menos en la avena, mientras que la testosterona aparece en la planta zarzaparrilla.

Coincidiendo con el crecimiento acelerado las chicas comienzan a desarrollar las mamas conjuntamente con el vello del pubis, mientras que el axilar puede tardar todavía unos dos años. Una vez finalizado este primer estirón, aproximadamente a los doce años, tiene lugar la menarquía o primera menstruación, lo que provoca un crecimiento mucho más lento que genera apenas unos 6,5 cm. más de altura hasta los 16 años, cuando se considera que el crecimiento básico ha finalizado en las niñas.

Después de esta primera menstruación las siguientes no tienen un ritmo regular, prolongándose así durante años, lo que da lugar a no pocos sustos en las jóvenes, en el sentido de creerse embarazadas. Parece ser que el crecimiento definitivo finaliza cuando la menstruación se hace regular, cada 28 días, coincidiendo en muchas ocasiones con la edad penal, esto es, los 18 años.

En los varones el crecimiento se inicia dos años antes que en la niñas y comienza con el aumento de los testículos, se prolonga más años y hay también un aumento en la musculatura. La aparición del bigote se considera un homólogo de la menarquía en las chicas.

En resumen:

- Las hormonas del crecimiento también aceleran el desarrollo de los genitales, del mismo modo que las hormonas sexuales estimulan el crecimiento.
- Las hormonas sexuales son decisivas en el desarrollo muscular.

- La testosterona estimula el desarrollo de los genitales.
- El tratamiento con hormona del crecimiento aplicado en la pubertad no logra el estirón definitivo que resultaría de aplicarlo a una edad más temprana.
- Las hormonas sexuales femeninas aplicadas en las niñas logran resultados similares a las del varón.
- Si se produce un adelantamiento de la pubertad, por ejemplo entre los 8 y 9 años, se produce también un aumento del crecimiento y de la maduración ósea, aunque la talla final queda disminuida.
- Se puede bloquear la pubertad precoz con un tratamiento adecuado, especialmente en los niños. Este bloqueo afecta también al desarrollo genital e incluso puede regresar parcialmente el ya iniciado, lo que posiblemente cause problemas psíquicos en los niños.
- Toda aceleración del crecimiento se acompaña de una mayor madurez ósea.
- No se debe estimular la madurez ósea en los niños en crecimiento, ya que ello conduciría a un crecimiento final menor.
- Las menstruaciones del primer año suelen manifestarse cada 59 días, siendo un 56% de carácter estéril, sin ovulación. A partir del octavo año de menstruar solamente un 9% de los períodos son estériles.

TRASTORNOS DEL CRECIMIENTO EN LA PUBERTAD

Tan habitual como los retrasos en la pubertad son los problemas de la pubertad adelantada, ya que normalmente ocasionan un crecimiento final menor. Un síntoma inequívoco de que la pubertad se está adelantando es la madurez sexual, incluso la aparición de la libido, hasta entonces una cuestión social más que una verdadera necesidad sexual.

Se considera pubertad precoz aquella que aparece a los 9 años en niños y los 8 en niñas, datos que deberían tener en cuenta jueces y psicólogos a la hora de condenar las acciones y hábitos sexuales de estos niños. Lo cierto es que estos aún niños suelen tener vello en el pubis, desarrollo mamario y menstruación las chicas, y unas apetencias afectivas poco controladas aún, dado que su estado emocional no evoluciona con la rapidez que su físico.

Mientras que la pubertad real está acompañada de un aumento de la testosterona en el varón y de estrógenos en la mujer, exista una denominada falsa que no se corresponde con un aumento de la talla, lo cual debe llevar a realizar adecuadas pruebas a estos niños ya que pueden ser síntomas de afecciones importantes. Es frecuente en estos casos el desarrollo de caracteres que no corresponden a su sexo, como puede ocurrir un crecimiento anormal del clítoris femenino.

En la pubertad precoz se produce un aumento en la secreción hormonal, lo cual produce el bloqueo de las neuronas secretoras de un polipéptido que permitía el crecimiento. Hay menor secreción de melatonina, aumenta la producción de gonadotropinas y aumentan los llamados pulsos del crecimiento. La maduración de la función de la hipófisis conduce a la de las gónadas y con ello a un estímulo en la producción de las hormonas adrenales, androsterona y derivados, con lo que la aparición de vello en piernas y brazos es ya un hecho.

Conjuntamente con estas apariciones tiene lugar un aumento de la grasa cutánea, aparece el acné juvenil, y quizás un adelgazamiento general juntamente con el crecimiento acelerado.

En la mujer se produce una transformación de los andrógenos en estrógenos y la feminización tiene lugar. En ambos sexos, la pubertad precoz puede deberse a causas genéticas, nada importantes, a un déficit del funcionamiento tiroideo que dé lugar a una hipofunción de la glándula, a tumoraciones normalmente benignas o como consecuencia de enfermedades como la encefalitis o la meningitis.

Síntomas a tener en cuenta

Para un pediatra experto la pubertad precoz puede manifestarse ya desde los primeros años de vida, aunque es muy raro que salvo que las anomalías físicas sean muy grandes pueda sospecharse ninguna alteración hasta por lo menos los 10 años. Un dato importante es la aparición de las mamas con respecto a la primera menstruación, lo cual ocurre normalmente con un intervalo de 2 o 3 años, pero en las niñas enfermas se nota un retraso de las mamas hasta de 4 años. Por contra, la capacidad de engendrar es también precoz, lo que implica que hay que realizar una educación sexual muy temprana con el fin de evitar embarazos por ignorancia de la niña, ya que aunque su cuerpo corresponda a la de una adulta su mente sigue teniendo el desarrollo propio de su edad.

Las niñas así afectadas suelen tener un crecimiento inicial muy rápido, son más altas que sus compañeras, y ello lleva a que los adultos las traten como jóvenes maduras, con lo cual las conducen a no pocos problemas emocionales. Con el paso de los años su estatura termina siendo inferior a la de sus amigas, problema que es mucho más agudo en los chicos, los cuales llegan a tener una estatura bastante menor que sus compañeros.

He aquí, de una manera resumida, los signos que deben a alertar a los padres:

- Talla más baja o más alta que la de sus compañeros que no corresponda a causas genéticas bien definidas.
- Vello precoz en el pubis.
- Desarrollo mamario en niñas y testicular en el varón no correspondiente a su edad.
- Alteraciones de la visión, incluso con "ojos saltones".
- Fácil pigmentación de la piel.
- Cambio de la voz prematuro.

Cuando estos datos sean concluyentes habrá que determinar las tasas hormonales en sangre y orina con el fin de averiguar si corresponden a su edad. También será conveniente hacerle radiografías de la silla turca, del cráneo, de la muñeca y una ecografía pélvica.

Existe sin embargo una pubertad precoz falsa que puede dar lugar a no pocos sustos en los padres y que no tienen por qué tener relación con ninguna anomalía. Por ejemplo, el desarrollo precoz de las mamas en la joven se suele deber a un aumento del nivel de estrógenos, normalmente producidos por un problema ovárico que desaparece con el tiempo. Este síntoma se suele dar en las niñas nacidas con bajo peso, por lo que será un dato a tener en cuenta en primer lugar. Tanto la talla, como el desarrollo final suele ser totalmente normal, como lo demuestran las pruebas radiográficas de sus huesos.

Pubertad retrasada

Existen numerosas causas por las cuales se puede declarar una pubertad retrasada y entre ellas tenemos:

Alteraciones endocrinas:
Hipotiroidismo, diabetes juvenil, hipogonadismo, alteraciones en los ovarios.
Deficiencias nutritivas:

Anorexia (real o nerviosa), dieta inadecuada, hambre, apetito desordenado, síndrome de mala absorción, aumento de las necesidades.

Enfermedades:
Meningitis, encefalitis, traumatismos, leucemia, alteraciones congénitas, tumores, enfermedad de Cushing, enfermedades autoinmunes.

Inducidas:
Radiaciones frecuentes, quimioterapia, cirugía, reacciones vacunales.

En las niñas la señal de alerta más importante para detectar la pubertad retardada es la ausencia de la primera menstruación, lo cual a veces se confunde con la amenorrea, o sea, la ausencia de menstruación. Se puede hablar de ausencia de menarquía cuando no ha tenido lugar a los 16 años y sin embargo ya han aparecido los caracteres sexuales secundarios como el vello púbico y el aumento de las mamas.

Un fallo hormonal de estrógenos en las niñas provocará indudablemente una talla más corta y difícilmente lograrán superar los 150 cm. de altura. Este fallo puede estar localizado en la hipófisis y por ello no hay una suficiente secreción de hormonas gonadotropas que estimulen los ovarios, frecuentemente sanos.

Por término medio, una niña debe pesar a los 13 años unos 47 kilos y tener ya una predisposición grasa en las caderas, lo que motivará que los andrógenos suprarrenales se transformen en estrógenos. La cantidad de grasa total debe seguir subiendo hasta al menos un 20% del total, ya que es necesario para que la proporción hormonal siga siendo favorable a los estrógenos. Si esto no ocurriera y la joven suprime voluntariamente su ración de grasa alimentaria, tendría lugar una amenorrea (cese de la menstruación), lo que se puede considerar como una defensa del organismo ante el déficit nutritivo.

De un modo resumido y con el fin de facilitar la comprensión de la falta de crecimiento en las jóvenes, estas serían algunas de las causas principales:

- Carencia de grasas en la dieta, lo que motivaría una disminución del nivel de hormona femenina a causa de una hipofunción del hipotálamo. Lo chicos, por tanto, son menos sensibles a esta carencia de grasas, aunque lo son a las carencias de proteínas.
- Dieta hipocalórica. Casi siempre es voluntaria y producida por un deseo de estar bajo los cánones estéticos imperantes. Si tenemos en cuenta que las calorías no consumidas deben transformarse en grasa y acumularse en el tejido adiposo, veremos que el problema es similar al apartado anterior. Cualquier tipo de dieta efectuado en la infancia o la juventud, es siempre un factor de riesgo que nunca debe ser asumido por cuestiones estéticas.
- Enfermedades que producen mala absorción, como ocurre en la anemia perniciosa, el colon

irritable, los vómitos por reflujo, la enfermedad celíaca, etc.

- Entrenamientos deportivos. Se ha hecho creer a la población con tanta insistencia que el deporte es saludable que con frecuencia se obliga a los jóvenes a realizar esfuerzos físicos fuera de toda lógica. Si bien el ejercicio físico contribuye a lograr una salud óptima, no es así el deporte competitivo en el cual lo más importante es ganar al contrario, lo que obliga a un sobresfuerzo incluso psíquico.

- Cualquier joven que además de la gimnasia tradicional en su colegio y los juegos lógicos entre amigos, realice un deporte competitivo, tendrá siempre un riesgo de padecer enfermedades por desnutrición y agotamiento. Como resumen, diré que el ejercicio físico debe ser placentero, nunca un sufrimiento.

- Las niñas son especialmente sensibles a practicar deportes que impliquen una eliminación radical de la grasa corporal, como es el culturismo, el ballet o la gimnasia rítmica. Aunque la estética actual nos diga lo contrario, las mujeres deben tener mayor proporción de grasa que los varones.

- Las radiografías aplicadas en la zona gonadal o en la cabeza pueden provocar alteraciones serias en la función hormonal y provocarse una detención del crecimiento en edades alejadas de su aplicación. Por ello es necesario, ante una juventud retardada, averiguar si ha sido sometido a radiografías en esas zonas.

- La obesidad es también un dato a evaluar si existe al mismo tiempo un crecimiento pequeño.

PROBLEMAS PSICOLÓGICOS EN EL JOVEN

Si la niñez de un niño bajito es problemática a nivel afectivo, la adolescencia es el momento más crítico. El joven afectado por un crecimiento menor que sus compañeros tendrá dos problemas que afrontar: uno, la propia consciencia de su problema en una edad en la cual el cuerpo cobra una relevancia superior al resto de las cualidades. Se trata de una edad en la cual la perfección física, la belleza y el poder, son los mayores atractivos entre los jóvenes, despreciando a aquellos compañeros que no están perfectamente dotados. Mientras que en las chicas es el factor belleza, con la delgadez como norma, lo más importante para ellas mismas y para sus compañeros, en los chicos será la estatura y la fortaleza muscular lo que más se tenga en cuenta en las relaciones sociales. En esta época el sadismo de unos pocos puede provocar un daño muy grande en aquellos jóvenes que no poseen los cánones de belleza de moda, daño que no puede ser reparado por los padres en una época en la cual los jóvenes demandan más libertad y menos protección.
La adolescencia se dice que es el período más privilegiado de la vida y la buena adaptación en esos años, con una felicidad al menos razonable,

condicionará toda la vida de adulto. Tantas presiones, escolares y sociales, serán muy difíciles de soportar por un joven que además no posee el atractivo físico que sus compañeros parecen exigirle. Indudablemente, un psicólogo adecuado, más unos padres que le entiendan su problema y no se lo minimicen, ayudado quizás por unos compañeros emocionalmente correctos, harán que la existencia de ese joven de baja estatura sea plenamente feliz.

LA IMPORTANCIA DE LA NUTRICIÓN

Si la nutrición es lo que produce la energía necesaria para la vida y por tanto para el buen funcionamiento de   todo el sistema orgánico, es lógico que también tenga una importancia vital en el crecimiento de los niños. Durante el ayuno y la desnutrición se crea un menor aprovechamiento de la GH y disminuye su concentración en el plasma.

Las consecuencias de una mal nutrición son muy variables, dependiendo de que ésta vaya unida a otros problemas como son enfermedades infecciosas frecuentes (en especial diarreas), malos tratos o ambientes hogareños insalubres.

Cuando la mal nutrición se declara en el embarazo, y esto es muy frecuente en mujeres que no quieren engordar demasiado, las consecuencias suelen ser más graves y difíciles de solucionar posteriormente, ya que como hemos indicado existe una etapa de crecimiento y desarrollo muy importante en los seis últimos meses de gestación.

Por desgracia, muchos médicos mal informados sobre nutrición suelen recomendar una alimentación cárnica y desaconsejar la dieta vegetariana, ya que presuponen que es perjudicial por carecer de proteínas y vitamina B-12. Esta conclusión es solamente fruto de la ignorancia, ya que la mayoría de los vegetarianos convencidos tienen unos conocimientos sobre alimentación correcta muy superiores al resto de la población. Su condición de vegetarianos no obedece a criterios religiosos, sino que es consecuencia de un estudio profundo sobre la salud y las enfermedades, llevándoles a considerar que para lograr una alimentación correcta solamente es necesario consumir los productos que proporciona la tierra, olvidándose especialmente de comer alimentos procedentes de mamíferos.

De todas maneras y si una madre está alimentada correctamente, el embarazo no es el mejor momento de introducir variaciones de importancia en la dieta, por lo menos hasta el punto en que sean forzadas y las acepte de mala gana. Y si bien tampoco es necesario "comer para dos", como antes se decía, tampoco basta con "comer para uno", y siempre es mejor que se coma de más a que existan carencias.

Durante toda la gestación y es posible que también en el momento de la fecundación, existe una demanda más acusada de nutrientes ya que hay una vida en crecimiento intenso. Durante el embarazo se dan dos circunstancias ciertamente decisivas para el futuro niño y es que se une el crecimiento en estatura y peso, conjuntamente con el desarrollo de todas sus funciones orgánicas. Por ello cuando se establece una alimentación correcta hay que tener muy en cuenta todos los nutrientes que se necesitan, tanto para el crecimiento como para la maduración intelectual, sexual, sistema defensivo, etc.

Aunque todos los seres vivos necesitan un aporte continuado de elementos nutritivos, los niños son especialmente sensibles a las carencias de alguno de ellos en especial aquellos denominados esenciales, como son las vitaminas, aminoácidos, minerales y ácidos grasos esenciales. Los denominados energéticos, como son los carbohidratos, grasas y proteínas, son igualmente vitales, pero la abundancia de un grupo de ellos puede suplir a otro durante un período relativamente prolongado, aunque los organismos en crecimiento son especialmente sensibles a la carencia de proteínas.

El recién nacido

Si tenemos en cuenta que el peso del niño se duplica durante los primeros 5 meses de vida y que en ese tiempo el sistema nervioso se forma con gran rapidez, lo mismo que la sangre y los huesos, es fácil comprender la importancia tan vital que tienen los alimentos en esa época de su vida. Afortunadamente, la lactancia materna consigue proporcionar todos los elementos nutrientes que necesitan y que se estipulan en unas 115 calorías por kilo de peso durante los seis primeros meses, disminuyendo a 108 calorías durante los siguientes seis meses.

Es muy importante suministrar al menos 2,2 gramos de proteínas diarias por kilo de peso y quizás un suplemento de 400 U.I. de vitamina D, ya que el resto de las vitaminas pueden quedar cubiertas con la leche materna.

En cuanto al hierro se piensa que durante los tres primeros meses hay suficiente cantidad en la reserva hepática, aunque llegados a los 4 meses de vida quizás sea necesario introducir un pequeño suplemento ya que se observa un aumento de la eritropoyesis. Una vez que el niño comienza a recibir una alimentación mixta, no solamente láctea, se supone que tiene cubiertas sus necesidades de todos los minerales.

Primera infancia

A partir del segundo año el crecimiento se hace más lento, no hay que preocuparse por ello, aunque lo normal es que gane peso y volumen muscular, siguiendo así este crecimiento moderado hasta que se cumplen los 12 años, momento en el cual llega un nuevo estirón. Para entonces la mayoría de los órganos internos, incluido el cerebro y los huesos, ya tienen formas similares a los de un adulto.

Adolescentes

En esta época todo el crecimiento es muy acelerado, incluso le viene grande al niño hasta el punto en que se encuentra torpe para moverse con un cuerpo al que no ha tenido tiempo de acostumbrarse. Si bien su estatura se parece ya a la de un adulto, su psiquismo todavía está incompleto y no dispone de experiencia para asimilar los cambios tan rápidos que se producen en su interior. La masa muscular se desarrolla en sentido longitudinal, el desarrollo sexual es muy intenso e incontrolable, los huesos duelen con cada estirón, aumenta la grasa cutánea y se desarrolla cierta incoordinación motriz. El nivel intelectual es muy agudo, vivaz, lo mismo que las emociones y su capacidad de adaptación, manifestándose normalmente como un rechazo a un mundo que le viene grande.

Los varones suelen tener unas necesidades energéticas mayores que las mujeres, no solamente por su diferente desarrollo muscular, sino también por su mayor actividad física, estimándose unas necesidades calóricas de 2.200 calorías/día en chicas y 3.000 calorías/día en chicos. Son muy importantes las aportaciones de calcio en esa época, aunque es posible que se puedan cubrir si se toman abundancias de productos lácteos, especialmente yogur o queso.

CARENCIAS NUTRITIVAS

Apetito y hambre

La mayor parte del combustible humano se obtiene en forma de hidratos de carbono, entre ellos el almidón, la glucosa y la celulosa. El ser humano manifiesta un apetito desmedido durante toda su vida, aunque mucho más acusado en la infancia, hacia los hidratos de carbono dulces, aunque no se sabe si esta apetencia es debida a una necesidad fisiológica o a hábitos inculcados o adquiridos erróneamente.

Es muy probable que los hábitos alimenticios adquiridos en la infancia marquen posteriormente nuestro apetito y gustos personales, pero también es posible que las apetencias varíen continuamente en función de nuestras necesidades. En este sentido es probable que el rechazo que tienen los niños hacia los vegetales sea algo razonable, lo mismo que la poca necesidad que tienen de carne.

Si en esa edad todo su interés se centra en conseguir dulces, alimentos farináceos, patatas, frutos secos y otros alimentos que consideramos de poca utilidad nutritiva, quizás se deba a su instinto y no a un capricho.

Algunos especialistas en nutrición manifiestan que el niño no tiene desarrollado un adecuado instinto de supervivencia como el resto de los animales, y si se le deja que escoja sus alimentos libremente cometerá errores muy graves que le dañarán la salud. Por ello insisten en que una cosa es el hambre y otra el apetito, ya que mientras que el hambre es una respuesta a una necesidad biológica de alimentos, el apetito es manipulable y puede existir incluso con el estómago lleno. Pero mientras que los adultos somos capaces de comer si tener necesidad de ello e incluso comer más de lo que nuestro organismo demanda (por eso hay tantos obesos entre los adultos), los niños suelen manifestar una hostilidad muy intensa cuando se les obliga a comer más de lo que su cuerpo necesita. Lo que el adulto hace con el niño es obligarle a comer aún cuando no tiene hambre.

Para estimular el apetito hay que hacer que los alimentos tengan una presencia y un olor ciertamente agradable, hasta el punto de que apetezca comerlos aunque no exista hambre. Un factor que contribuye mucho a eliminar la sensación de hambre es retardar la elaboración de la comida, poner la mesa demasiado tarde o sin una hora fija. Si esto ocurre continuamente el niño puede perder simultáneamente el apetito y el hambre, ya que su organismo se adapta a las circunstancias y anula ambas sensaciones para evitar sufrimientos. En épocas de penuria económica la sensación de hambre está muy disminuida, lo que se considera una defensa del organismo.

Sin embargo el recién nacido solamente manifiesta hambre, nunca apetito, y cuando tiene necesidad de alimentos su única defensa es el lloro. En esta época la carencia de comida en el momento en que la necesita se convierte en una sensación muy dolorosa, aunque por desgracia las madres no interpretan ese llanto como diferente a los otros. En un recién nacido hambriento el estómago sufre fuertes contracciones y la necesidad de alimentos es tan intensa que llega a ser atormentante. Si para un adulto hambriento el comer le puede impulsar a cometer actos delictivos, tan fuerte es la sensación, en un niño pequeño ocurre algo similar.

El niño que no recibe alimentos cuando los demanda con el lloro, tendrá posteriormente un periodo de relajación que varía entre media y dos horas, volviéndose a reanudar posteriormente con más fuerza, aunque afortunadamente la sensación de hambre irá disminuyendo poco a poco.

Otro dato sobre la alimentación infantil parece indicar que su instinto le hace preferir aquellos alimentos que más necesita y si se les dejase elegir siempre sus alimentos lograrían una alimentación equilibrada, ciertamente diferente a la de los adultos. Las mayores diferencias están en que los niños no gustan de esa amplia variedad que tanto hablan los médicos y sus preferencias tienen unos grandes altibajos. Suelen manifestar apetito desmesurado durante unos días por un determinado alimento, olvidándose de los otros, y posteriormente inclinarse por otro nuevo y abandonar aquél que tanto les gustaba. Su apetito, por tanto, nunca es variado sino selectivo y parece ser que con ello tratan de cubrir sus necesidades orgánicas. Si necesitan más calcio querrán comer alimentos lácteos y si es de vitamina C les gustarán los zumos de naranja. Por ello y aunque los gustos del niño no sean iguales que los del adulto, ni en cantidad ni en horario de comidas, ni mucho menos en tipo de alimento, hay que tener muy en cuenta sus inclinaciones.

Tratamiento de la anorexia

Estas son las reglas básicas para curar una anorexia sencilla:

1. Cuidar la presentación y olor de los alimentos, teniendo en cuenta las preferencias del niño.
2. No es esencial que coma a la misma hora y en el mismo lugar. Hay niños que comen lo suficiente cuando están con amigos, familiares, en el colegio o en la calle.
3. No forzarle a comer. Tener paciencia.
4. No dejarle que coma entre horas alimentos "vacíos". Sin embargo, hay niños que si realizan pequeñas comidas, varias veces al día, están mejor alimentados que con las tres comidas tradicionales.
5. Tratar de razonar con el niño sobre la importancia de la comida.
6. Introducir los alimentos nuevos poco a poco, con juegos.
7. Dejarle que tarde el tiempo que necesita para comer, salvo que tenga que acudir al colegio.
8. Pedirle que elija e incluso que compre sus alimentos preferidos.
9. No obsesionarse porque no engorde.
10. No emplear nunca la violencia para que coma, ni siquiera verbal.
11. Por último, si aún así todo fracasa, no sentirse culpable.

Alimentación y crecimiento

La producción de la energía para mantener los procesos vitales y permitir el trabajo, no es más que una de las misiones de la nutrición. Otra de ellas es la construcción del cuerpo, tarea especialmente vital y decisiva en la infancia, la niñez y la adolescencia. Posteriormente, una vez finalizado el crecimiento, la estatura y el peso, la mayoría de los mecanismos que han intervenido en ese crecimiento continúan su labor, pero ahora para reparar el organismo y sustituir las células gastadas. Este proceso de reconstrucción dura ya toda la vida, aunque llegado a cierta edad ya es muy deficitario y a veces imposible de realizar.

Aproximadamente el 70% de la composición de una célula es a base de agua, un 15% de proteínas, 3% de grasas y apenas un 0,6% de glúcidos. El resto son una serie de sustancias, igualmente importantes, pero que ya suponen un porcentaje global muy pequeño.

Aparte del agua, ya vemos que son las proteínas el constituyente esencial de las células, ya que son los componentes que mantienen la estructura del organismo, por lo que el crecimiento supone a fin de cuentas una suma de proteínas. Pero mientras que el aumento de peso depende esencialmente de la cantidad de grasa y agua que pueda existir, el crecimiento de los niños dependerá de la cantidad de proteínas ingeridas y su adecuada síntesis.

Una proteína contiene aproximadamente un 16% de nitrógeno y cuando es excretada del organismo lo hace como urea y en menor proporción como ácido úrico o creatinina, los cuales proceden de la demolición de las nucleoproteínas. Por ello una manera muy sencilla de averiguar la cantidad de proteína aprovechada por el organismo es analizar la orina ; sabiendo la cantidad de nitrógeno no proteico excretado podemos saber igualmente las proteínas catabolizadas. Si la cantidad ingerida es superior a la excretada entonces se habla de balance positivo.

Durante el período de crecimiento el balance de proteínas debe ser positivo, lo que indica que el proceso de construcción de tejido nuevo se está realizando. Por ejemplo, un niño de seis meses debe recibir unos 5 gramos de proteínas por kilo de peso corporal, junto una gran proporción de hidratos de carbono, ya que estos nutrientes básicos no solamente proporcionan la energía necesaria para la vida, sino que son imprescindibles para que se puedan aprovechar las proteínas. Son la llama que prende la leña y sin energía no hay crecimiento. Además, en el caso de que el niño no ingiera la suficiente cantidad de carbohidratos las proteínas consumidas se emplearán para proporcionar energía, deteniéndose el crecimiento, ya que lo importante es conservar la vida y esta se conserva aunque no se crezca.

Una vez que se comprende la importancia de los alimentos básicos, tenemos también al resto de los nutrientes, vitaminas o minerales, los cuales y aunque se necesitan en cantidades mínimas, son igualmente imprescindibles, no solamente para el crecimiento sino para la salud y la vida misma. Mientras que las proteínas, hidratos de carbono y grasas son elementos que mantienen la hoguera activa, los demás componentes serían como la chispa y el oxígeno imprescindibles para que exista esa hoguera vital.

Malnutrición proteica

Dado que estamos inmersos en un sistema alimentario que glosa las virtudes de la alimentación cárnica, más por cuestiones financieras que de salud, es difícil que un niño occidental tenga deficiencia en proteínas, aunque puede ocurrir si, como ya se ha dicho, suprime los hidratos de carbono de su dieta. En este sentido hay que recordar que los cereales, en sus diversas presentaciones como por ejemplo el pan, constituyen uno de los alimentos más completos y saludables que existen. Cuando un niño inapetente empieza a tomar un bocadillo de chorizo es mejor que se tome el pan y deje el chorizo, que al revés.

Cuando por diversas circunstancias se ingieren o metabolizan menos de las proteínas necesarias aparecen retrasos en el crecimiento, mala formación de los huesos y dientes, pocas reservas de grasas, así como una serie de trastornos emocionales como tristeza, irritabilidad, apatía y bajo rendimiento escolar. Un niño que está siempre sonriente y optimista es un indicio claro de buena nutrición y salud. Si la situación del déficit se prolonga es posible que no se recuperen todos los retrasos generados y algunos sean ya irreversibles.

La enfermedad más seria de la deficiencia en proteínas se denomina "Kwashiorkor", aunque como el nombre es difícil de memorizar hay médicos que prefieren hablar de "distrofia multicarencial infantil", "síndrome por desnutrición" o simplemente carencia proteica.

Como quiera que esta enfermedad carencial suele ser indicio de abandono o errores alimentarios graves, lo normal es que junto a la falta de proteínas aparezcan deficiencias de vitaminas y minerales. En los países del Primer mundo aparecen síntomas menores de estas carencias en aquellos niños que no han sido alimentados con el pecho materno desde su nacimiento o que han sido destetados precozmente, muchas veces para que la madre pueda seguir trabajando fuera del hogar.

Hay un período en la vida del niño, cuando aún no ha cumplido los dos años, en el cual existe un cambio en la alimentación que puede provocar estas carencias. Que un niño acepte de la noche a la mañana pasar de tomar solamente leche, materna o de vaca, a una alimentación con platos de verdura o legumbres, es una tarea imposible y hasta cruenta si se fuerza.

Por otra parte, las leches "maternizadas" por mucho que se intente y que la publicidad diga que son adecuadas para el niño, no pueden sustituir en igualdad de condiciones a la leche materna, el alimento más completo y perfecto para el niño. En origen estas leches no son nada más que leche de vaca (adecuada por tanto para los terneros), modificada y con nutrientes añadidos que trata de imitar con desigual fortuna a la leche humana ; pero solamente imitan, no igualan. Por ello un niño que recibe como alimento básico la leche de su madre no tendrá carencias de proteínas.

Los síntomas que acompañan a la enfermedad por carencias de proteínas son diversos e incluyen infiltración grasa del hígado, anemia, disfunciones del páncreas, vómitos, diarreas, alteraciones de las mucosas y manchas en la piel, pelo gris y por supuesto retraso en el crecimiento. Lo que suele ocurrir para que la enfermedad no se detecte es que el niño no tiene porqué estar delgado, ya que se supone que recibe por los menos una buena dosis de calorías. Si la madre observa a su hijo relativamente "gordito" no pensará que le está mal alimentando y si tiene problemas de piel o de carácter quizás su pediatra lo asocie con cualquier otro problema no relacionado con la falta de proteínas.

En estos casos solamente existe un síntoma (además de un análisis adecuado), que puede hacernos sospechar que hay una carencia alimentaria: el bajo crecimiento. Si además se administran vitaminas y minerales como el calcio o el fósforo y el niño sigue sin crecer normalmente, habrá que pensar en una carencia de proteínas y por consecuente una disminución de la hormona del crecimiento.

TRASTORNOS PRODUCIDOS POR LA MAL NUTRICIÓN

* Aunque en presencia de una mal nutrición aumenta la producción de la hormona del crecimiento, lo cierto es que el organismo no

puede aprovecharla. El hígado pudiera ser el responsable de ello.

- Se produce una disminución de la insulina y las hormonas tiroideas.
- Hay un aumento en el catabolismo de las grasas de reserva y una mayor utilización como fuente de energía.
- Hay una menor producción de insulina.
- Se deteriora la síntesis de las proteínas y con ello el volumen muscular.
- Disminuye el metabolismo y por tanto el gasto energético. Este es un mecanismo de defensa del organismo para quemar menos calorías.
- Aumentan las hormonas corticales y el estrés.
- Hay una fuerte retención del sodio y el agua, lo que ocasiona edemas.

ENFERMEDADES QUE CAUSAN DESNUTRICIÓN

Cualquier enfermedad que produzca una insuficiente absorción de nutrientes o impida su metabolización, producirá invariablemente carencias nutritivas. Entre las enfermedades más frecuentes tenemos a las **diarreas**, los espasmos abdominales frecuentes, la **colitis ulcerosa**, los **vómitos**, la **esofagitis**, la **anemia** perniciosa, las **hemorragias** rectales y la enfermedad de **Crohn**.

Cuando la enfermedad intestinal es de larga duración aparecen otros trastornos que agudizan aún más la falta de nutrientes, entre ellos la **fiebre**, el cansancio y la **anorexia**. Estos síntomas producen una carencia de proteínas y calorías muy importantes, incluso más seria que la de otros nutrientes más populares, como pueden ser las vitaminas o el calcio.

Si además de estas carencias por anomalías intestinales, el niño realiza **deporte** o actividad física de importancia en su colegio, el déficit nutritivo será muy agudo y generará con facilidad enfermedades mucho más importantes que la falta de crecimiento. Por ello nunca hay que pedir a un niño delgado, débil, que realice pruebas deportivas para "ponerse fuerte", ya que eso le conduciría a una alteración de la salud muy seria. Con frecuencia vemos a padres y educadores que confunden la astenia con la vagancia, la debilidad con la cobardía y la falta de memoria para los estudios con la dejadez. Ante un caso de fracaso escolar y mucho más si va acompañado por una falta de interés total al esfuerzo físico, hay que averiguar si existe un motivo nutricional, el cual con frecuencia estaría causado por unos padres incultos. De esta manera tendríamos a un niño víctima de la estupidez de sus padres y educadores, siendo además amonestado por todos sin tener culpa alguna en su estado de salud.

Existe la creencia de que el ejercicio físico, confundido frecuentemente con la práctica de un deporte competitivo, es siempre beneficioso para el niño pero no siempre es así y en numerosas ocasiones es negativo. La demanda de proteínas y calorías es ya de por sí muy alta en la niñez y la alimentación puede ser insuficiente si el niño hace mucho ejercicio físico, algo que se agudiza si además padece alguna enfermedad que limite el aprovechamiento de los nutrientes.

La **fibrosis quística**, una enfermedad del páncreas, condiciona seriamente el crecimiento de los niños los cuales tienen una pubertad tardía y con ella el crecimiento retardado, aunque ya al nacer se detectan signos de un retraso en la estatura. Estos enfermos suelen tener infecciones respiratorias frecuentes, insuficiencia pulmonar y por ello existe un consumo calórico importante, el cual no siempre es cubierto por la inapetencia que manifiestan. El peso también está afectado, quizás más que la estatura final, dado que existe una pérdida de las proteínas a nivel intestinal.

Los **celíacos**, con su intolerancia al gluten, suelen tener un dieta muy estricta, difícil de llevar durante tantos años, a lo que se suma la insuficiencia de hormonas del crecimiento. El problema es que esta enfermedad no siempre es diagnosticada a tiempo y el niño puede soportar las anomalías durante muchos años, con el consiguiente perjuicio. Factores como un genio fuerte, irritabilidad y anorexia, no siempre llevan al pediatra a relacionarlos con una enfermedad, mucho menos con el síndrome celíaco, lo que hace que la pérdida de peso se trate inadecuadamente. Dado que la enfermedad cursa con una malabsorción, se hace necesario someter al niño a las pruebas necesarias para excluir esta enfermedad bastante más frecuente de lo que se piensa.

Las enfermedades **renales** también causan problemas del crecimiento ya que se declara un hiperparatiroidismo, acidosis, déficit de calorías y mal aprovechamiento de los factores de crecimiento presentes en los alimentos. Además, incluso con una alimentación correcta no es posible corregir el déficit y se hace necesario en ocasiones la nutrición por sonda, además de administrar suplementos de vitamina D, calcio y fósforo. En los niños con enfermedades renales de larga duración se observa una disminución en el transporte de las hormonas del crecimiento y una menor captación por parte de las células del cartílago. En la insuficiencia renal crónica se produce una disminución del crecimiento por diversos factores como son, la mal nutrición, acidosis, aumento del catabolismo y una disminución en la actividad hormonal. A pesar de realizarse una correcta diálisis, e incluso con el trasplante renal, no se corrige el problema del crecimiento, quizás por alteraciones en el metabolismo de la vitamina D y el aumento del fósforo orgánico a causa de una menor eliminación renal. El tratamiento consiste en un aporte continuado de nutrientes adecuados, favorecer la eliminación del fósforo, administrar calcio y quizás un ensayo con la hormona del crecimiento.

Otras causas

Son muy variadas y para mencionarlas las explicaré de manera muy resumida:

1. Dietas restrictivas, esto es, aquellas que se imponen por cuestiones médicas razonables, como pueden ser los niños que padecen alergias a un determinado nutriente, los celíacos, los que padecen insuficiencia renal, los excesivamente obesos o los que tienen problemas serios de exceso de colesterol.
2. Causas culturales o con mala información. La creencia de que los alimentos más caros son los mejores o el suprimir los alimentos más ricos en calorías por considerarlos perjudiciales, son algunas de las causas más comunes.
3. Las dietas llevadas solamente por un concepto de la estética corporal incorrecto.
4. El consumir alimentos tan refinados que carecen de la mayoría de los nutrientes.
5. Hostilidad hacia los padres que se manifiesta por no comer delante de ellos para herirles.
6. Infecciones de repetición.
7. Problemas dentales, como caries, caída de dientes, dolores de muelas o prótesis.
8. Suplir los alimentos básicos por alimentos con pocos nutrientes, vacíos.
9. Consumo de medicamentos que bloquean la absorción de nutrientes básicos, como los corticoides o reductores del colesterol.
10. Malas digestiones frecuentes.
11. Enfermedades crónicas o agudas que provoquen un aumento de las necesidades o una pérdida de lo ingerido. Entre ellas:
    Hepatitis crónica.

Asma.
Cardiopatías congénitas.
Enfermedades del sistema nervioso.
Anomalías del esqueleto.
Inmunodeficiencia.
Colitis ulcerosa.
Disfagia (dificultad en tragar)
Gastritis.
Insuficiencia pancreática.
Cirrosis crónica.
Intestino corto.
Obstrucción intestinal.
Diarreas

Recomendaciones nutritivas en relación a la edad

Niño de 1 año, 10 kilos de peso y 80 cm. de estatura: necesita 15 gramos de proteínas, 40 miligramos de vitamina C, 0,7 de B-1, 0,6 de B-2, 700 de calcio, 600 de fósforo y 10 de hierro.
 Niño de 6 años, 20 kilos de peso y 115 cm, de altura: necesita 25 gramos de proteínas, 45 miligramos de vitamina C, 0,9 de B-1, 1,1 de B-2, 800 de calcio, 800 de fósforo y 10 de hierro.
Niño de 10 años, 28 kilos de peso y 132 cm. de altura: necesita 28 gramos de proteínas, 45 miligramos de vitamina C, 1 mm. de B-1, 1,2 de B-2, 800 de calcio, 800 de fósforo y 10 de hierro.

NUTRIENTES ESENCIALES

Como ya ha quedado demostrado, son las proteínas los elementos básicos para el buen crecimiento infantil, aunque no está de más insistir que ello no implica que el niño deba recibir una alimentación preferentemente cárnica, ya que como veremos después la carne es un alimento ciertamente desequilibrado en cuanto a nutrientes se refiere, pudiéndose ser sustituida por mezclas de cereales, leguminosas, levaduras, pescados y algas.

Las proteínas son el constituyente básico de los músculos, vísceras, cerebro y nervios, además de la piel, pelo, uñas y las diferentes fibras que sostienen y enlazan las células y los tejidos corporales. Pueden ser   extremadamente duras como la queratina del pelo y las uñas, hasta tan blandas como la gelatina del huevo, aunque todas tienen una particularidad común: están compuestas por aminoácidos. Todas contienen además carbono, hidrógeno, oxígeno y nitrógeno y frecuentemente cantidades pequeñas de azufre y fósforo, así como algunos elementos esenciales como la hemoglobina que contiene hierro, la tiroglobulina rica en yodo y la caseína que tiene fósforo.

Los aminoácidos serían como los vagones de un tren (la proteína), los cuales llegado el momento adecuado se separan para ir a formar parte de otro tren. En el ser humano se distinguen dos tipos de aminoácidos: los esenciales y los no esenciales, términos ambos ciertamente desafortunados ya que todos son esenciales para la vida. Se han denominado como esenciales aquellos que necesitamos aportar con la dieta, ya que no se pueden sintetizar ni elaborar por el organismo y no esenciales los que se supone que podemos fabricar a partir de otras sustancias y por tanto no es necesario aportar con los alimentos. Pero como veremos a continuación, los no esenciales también producen enfermedades carenciales, ya que no siempre el organismo está en disposición de elaborarlos, como ocurre en la mal nutrición.

Para no confundirnos, vamos a analizar todos los aminoácidos necesarios, sean o no esenciales:

ACIDO GLUTÁMICO

Funciones:
Interviene en la síntesis del ácido cítrico.
Regula la producción del amoníaco cerebral.
Es precursor del GABA, un enzima esencial para el funcionamiento cerebral.
Interviene en la síntesis del ácido fólico y la producción del Factor de tolerancia a la Glucosa.
Forma el ácido clorhídrico e interviene en el metabolismo de las proteínas, grasas y carbohidratos.

Síntomas carenciales:
Deficiente desarrollo intelectual.
Somnolencia.
Depresiones, fatiga y alteraciones del comportamiento.

Mala tolerancia a tóxicos y alcohol.
Pocos ácidos digestivos.
Impotencia.
Temblores, irritabilidad y en ocasiones vómitos

Utilidad en el crecimiento:
Aunque es decisivo para la madurez intelectual y afectiva del niño, no interviene en el desarrollo muscular ni óseo.

ARGININA

Funciones:
Tiene una acción directa en la elaboración de la hormona del crecimiento GH.
Es esencial en los procesos de reparación orgánica.
Participa en la formación del semen.
Contribuye al buen estado del colágeno y las fibras elásticas.
Actúa sobre la glándula pituitaria.
Es importante para el sistema inmunológico.
Favorece la absorción del calcio a nivel intestinal.
Actúa en el proceso de liberación de energía a nivel muscular.
Participa en la síntesis de proteínas y grasas.

Síntomas carenciales:
Bajo desarrollo estatural y muscular.
Infertilidad e impotencia en el varón.
Problemas hepáticos.
Deficientes defensas orgánicas.

Altos niveles de colesterol y mala utilización de las grasas.
Hipocalcemia.

Utilidad en el crecimiento.
Es el aminoácido más importante para el crecimiento humano, junto con la Lisina. Hay que ingerirlo fuera de las comidas, preferentemente antes de irse a dormir. Su acción sobre la Hormona del crecimiento es vital, lo mismo que para asegurar una fecundación por parte del varón.
Hay que tomarla siempre en solitario, sin que coincida con otros aminoácidos y sin mezclarla con azúcar.

ACIDO ASPÁRTICO

Funciones:
Interviene en el ciclo de la urea.
Al igual que otros aminoácidos favorece la eliminación del amoníaco cerebral.
Favorece la buena formación del sistema nervioso.
Favorece las funciones hepáticas.
Es energético.

Síntomas carenciales:
Aumento de las transaminasas hepáticas.
Alteraciones de la memoria y el sistema nervioso.
Aumento en la producción de urea.
Cansancio muscular.
Mala absorción de minerales.

Utilidad en el crecimiento:
Salvo su utilidad para combatir la fatiga y mejorar las funciones hepáticas, no tiene aplicación en el crecimiento.

CARNITINA

Funciones:
Presente en la carne, de ahí su nombre, no se le considera un aminoácido esencial aunque sus funciones son importantes.
Mejora el aprovechamiento de las grasas y las transforma en energía.
Interviene en el adecuado funcionamiento de todo el sistema muscular, incluido el miocardio.
Evita la degeneración grasa del hígado.
Mejora la aportación del oxígeno al corazón.
Favorece la vitalidad de los espermatozoos.

Síntomas carenciales:
No están comprobadas, aunque hay quien opina que la predisposición a padecer enfermedades cardíacas y los excesos de colesterol pueden ser indicativos de carencia de Carnitina.
También se cree que favorece la obesidad y los estados de acetona.
Tiene una influencia favorable para mejorar la hipertensión, las hepatopatías, las arritmias y la debilidad muscular.

Utilidad en el crecimiento:
Aunque no se le ha encontrado una influencia directa se aplica para mejorar el crecimiento infantil en unión a otras sustancias. Se cree que es necesario para el desarrollo muscular y para mejorar el crecimiento en los niños obesos.

CISTEÍNA

Funciones:
Se comporta como un eficaz antioxidante.
Interviene en la producción del Coenzima A.
Favorece la formación de los macrófagos, las células defensivas que digieren a las bacterias.
Forma parte de numerosas proteínas orgánicas.
Interviene en el metabolismo de la vitamina B-6.
Mantiene en buen estado los pulmones.
Decisivo para la formación del pelo, uñas y vello genital.
Ayuda a formar la bilis.
Estimula la síntesis de las proteínas.
Necesario para la formación de las hormonas gonadotropas femeninas.

Síntomas carenciales:
Mala formación de pelo y uñas.
Carencias de vitamina B-6.
Mala absorción de minerales.
Fallos en el sistema inmunitario.
Enfermedades de piel crónicas.
Alteraciones en el metabolismo de las grasas que dará lugar a arteriosclerosis.

Utilidad en el crecimiento:
Puede emplearse en las alteraciones hormonales de la mujer o para favorecer el embarazo.
Favorece la síntesis de las proteínas y por ello mejora el desarrollo muscular.

FENILALANINA

Funciones:
Es un factor decisivo para los neurotransmisores.
Regula el sistema nervioso, la tensión arterial, las funciones cardíacas, el apetito, la función del tiroides, la actividad cerebral y el consumo de oxígeno.
Interviene en la memoria.
Colabora con el páncreas en la producción de la insulina.
Interviene en el apetito sexual.
Actúa sobre los centros del dolor y posee efectos antiinflamatorios.
Interviene en la pigmentación de pelo y piel.

Síntomas carenciales:
Canas precoces y vitíligo.
Retraso en el crecimiento por ser necesaria para la formación de hormonas tiroideas.
Dolores crónicos en las articulaciones.
Bulimia, hambre excesiva.
Alteraciones de la conducta graves, depresiones.
Pérdida de la energía y la vitalidad.
Dolores de cabeza.

Utilidad en el crecimiento:
Es muy importante por su efecto sobre el metabolismo y las funciones tiroideas.
Se puede emplear en los retrasos del crecimiento.

GLICINA

Funciones:
Es esencial para la síntesis de los ácidos nucleicos.
Interviene en la cicatrización de heridas y tejidos dañados.
Es esencial para la formación del colágeno y retener nitrógeno.
Contribuye a un funcionamiento correcto de los neurotransmisores.
Interviene en la producción de la energía.
Favorece el metabolismo de los fosfolípidos y las funciones de la pituitaria.

Síntomas carenciales:
Mal funcionamiento glandular.
Mal funcionamiento de la vesícula biliar.
Trastornos prostáticos.
Hipoglucemia y baja tolerancia a la glucosa.
Mala cicatrización de heridas y arrugas cutáneas prematuras.

Utilidad en el crecimiento:
Solamente actúa en el aparato genital del adulto varón, por tanto no tiene ningún efecto sobre el

crecimiento. No obstante puede ser útil para el desarrollo muscular insuficiente.

HISTIDINA

Funciones:
Es precursor de la histamina.
Es un anabolizante especialmente importante en niños.
Facilita un sueño reparador.
Favorece la absorción de ciertos minerales esenciales.
Es esencial para la formación de la sangre y el buen funcionamiento de la vaina de mielina.

Síntomas carenciales:
Se han detectado enfermedades mentales graves.
Hay alteraciones en la conducción nerviosa.
Malas digestiones por excesiva acidez estomacal.
Mal funcionamiento del sistema defensivo orgánico.

Utilidad en el crecimiento:
Es un aminoácido sumamente importante para el crecimiento infantil y juvenil.
Su consumo asegura además un desarrollo adecuado del sistema nervioso.

ISOLEUCINA

Funciones:

Es uno de los tres aminoácidos ramificados esenciales en el desarrollo muscular.
Ayuda a la curación de las heridas.
Contribuye a la formación de la sangre.
Controla los niveles de glucemia.
Interviene en la producción de la energía muscular.

Síntomas carenciales:
Poco desarrollo muscular.
Mal desarrollo del sistema óseo en general.
Mal funcionamiento del páncreas con hipoglucemia.

Utilidad en el crecimiento:
Es esencial para el desarrollo muscular y el buen estado de la columna vertebral. Se utiliza frecuentemente para estimular el crecimiento infantil y al mismo tiempo que se produzca un aumento de energía. Se considera un buen anabolizante no hormonal.

LEUCINA

Funciones:
Este aminoácido esencial interviene en la elaboración de las endorfinas orgánicas, especie de hormonas que controlan la sensación del dolor y el bienestar.
Es necesario para la reparación de los tejidos dañados.
Estimula el crecimiento y la energía.

Contribuye a la regulación de los niveles de glucosa en sangre.
Regula el funcionamiento hepático.

Síntomas carenciales:
Pérdida de la energía muscular.
Insuficiente desarrollo muscular.
Hipoglucemia.

Utilidad en el crecimiento:
Es otro de los aminoácidos con potente efecto anabolizante. Hay que emplearlo fuera de las horas de la comida, preferentemente antes de realizar un esfuerzo muscular. Es adecuado por tanto cuando exista insuficiencia del desarrollo.

LISINA

Funciones:
Esencial para el crecimiento humano.
Regula las funciones del sistema defensivo.
Actúa en la síntesis del colágeno y el metabolismo del calcio.
Esencial en la reparación de los tejidos dañados.
Favorece la segregación de la hormona del crecimiento.
Estimula los jugos gástricos y por ello el apetito.
Mejora la absorción de vitaminas y nutrientes.

Síntomas carenciales:
Crecimiento defectuoso.
Infecciones víricas frecuentes.

Trastornos emocionales.
Malas digestiones.
Impotencia y frigidez.
Pérdida del apetito.

Utilidad en el crecimiento:
Es uno de los pilares no hormonales para el tratamiento del crecimiento infantil. Estimula la acción de la hormona del crecimiento, al mismo tiempo que mejora las funciones de los demás nutrientes. Hay que utilizarlo durante períodos cortos.

METIONINA

Funciones:
Necesario para la formación de los ácidos nucleicos.
Tiene funciones como antioxidante.
Protege al hígado y evita su degeneración grasa.
Favorece el crecimiento de los tejidos y huesos.
Necesario para la síntesis de la adrenalina, albúminas, hemoglobina y sistema defensivo.

Síntomas carenciales:
Enfermedades hepáticas.
Alteraciones de piel y pelo.
Exceso de radicales libres o imposibilidad de neutralizarlos.
Altas cifras de colesterol.
Bajas defensas orgánicas.
Embarazo complicado.

Utilidad en el crecimiento:
Tiene importancia en el crecimiento infantil o al menos se sabe que su carencia produce retrasos en la estatura y problemas articulares, así como un mal funcionamiento de las defensas orgánicas.

ORNITINA

Funciones:
Interviene en el ciclo de la urea.
Colabora con la Arginina en la misión de elaborar proteínas específicas.
Tiene efectos anabolizantes indirectos, ya que ayuda a que otros aminoácidos puedan ejercer su acción en este sentido.
Estimula la función de la glándula pituitaria.
Es importante para mantener las defensas en buen estado.
Posee efectos positivos para regenerar tejidos, promoviendo el crecimiento celular.
Indispensable para el mantenimiento de los tejidos de sostén y colágeno.
Mantiene a los espermatozoos en buen estado.
Ayuda al páncreas en la producción de insulina.
Favorece la secreción de la hormona del crecimiento.

Síntomas carenciales:
Trastornos hepáticos.
Mala síntesis de las proteínas.
Arteriosclerosis.

Mal sistema defensivo.

Utilidad en el crecimiento:
Los últimos experimentos han demostrado que tiene un efecto muy importante para estimular la producción de la hormona del crecimiento, especialmente si se administra de noche. Se logran buenos resultados en tratamientos de seis meses ; posteriormente la curva del crecimiento deja de acelerarse.

TAURINA

Funciones:
Necesario para la maduración cerebral e intelectual.
Imprescindible para el buen estado de los músculos oculares.
Necesario para el buen funcionamiento del sistema nervioso y los neurotransmisores.
Participa en la producción de la bilis.
Está presente en cantidades importantes en las glándulas pituitaria y pineal.
Ayuda al metabolismo del Potasio y de la insulina.
Estimula el sistema defensivo.

Síntomas carenciales:
Alteraciones del sistema nervioso.
Miopía.
Tendencia a problemas cardíacos y circulatorios.
Dolores de cabeza.
Poca agudeza intelectual

Utilidad en el crecimiento:
Se le ha comprobado una acción directa para el buen funcionamiento de las glándulas del crecimiento.
Es imprescindible para los niños prematuros o con bajo peso al nacer.
Necesaria para la maduración genital de las niñas.
Necesaria para el desarrollo intelectual de los niños.
Previene de la distrofia muscular infantil.

TIROSINA

Funciones:
Interviene en la formación de sustancias tan importantes como la dopamina y la epinefrina.
Necesaria para la elaboración de las hormonas tiroideas.
Necesaria para la fabricación de la melanina, el pigmento de la piel y el pelo.

Síntomas carenciales:
Alteraciones importantes del tiroides.
Mala pigmentación.
Depresiones.
Obesidad.
Alergias.

Utilidad en el crecimiento:
Es decisiva para el crecimiento infantil por que su presencia se necesita para que el organismo elabore las hormonas del tiroides. Su carencia en los niños

puede provocar además de un crecimiento insuficiente, bocio, hipotiroidismo, obesidad y cierto retraso mental.

TRIPTÓFANO

Funciones:
Necesario para la buena función de los neurotransmisores.
Interviene en el sueño.
Interviene en la producción de serotonina.
Necesario para que la vitamina PP cumpla su misión.

Síntomas carenciales:
Depresiones.
Trastornos del sueño.
Alteraciones de la conducta.
Alta sensibilidad al dolor.
Tendencia a enfermedades cardíacas.

Utilidad en el crecimiento:
Aunque es un aminoácido importante en los niños, solamente tiene un efecto indirecto sobre el crecimiento al actuar sobre el sueño. Un niño que duerme profundamente y al menos 10 horas, crecerá más que otro que tenga un sueño intranquilo o de menos intensidad.

VALINA

Funciones:
Aminoácido esencial para el desarrollo muscular.
Mantiene en buen estado el sistema nervioso.
Favorece un sueño reparador.
Necesario en la reparación de tejidos dañados.

Síntomas carenciales:
Debilidad muscular, atrofias.
Problemas de conducta.

Utilidad en el crecimiento:
Es uno de los aminoácidos ramificados que se emplean para mejorar el desarrollo muscular.

LAS VITAMINAS

Aunque menos esenciales para el crecimiento de lo que se pudiera pensar, también ocupan un papel primordial en la salud infantil y por supuesto en la estatura final. Su carencia provoca enfermedades y la aportación de unos cuantos miligramos, (algunas con apenas microgramos), las cura.
Si bien no son una fuente de calorías, ni sustancias energéticas y ni siquiera elementos de reconstrucción de tejidos, su presencia es indispensable para todas esas necesidades. Al igual que luego veremos con ciertos oligoelementos, muchas actúan como catalizadores (permiten que se desarrollen funciones), otras forman parte de

enzimas vitales y las más actúan como reguladores de procesos químicos esenciales.

Si bien las avitaminosis, las carencias, son cada vez más raras en la población occidental, las minuscarencias son frecuentes en una población que utiliza demasiados alimentos refinados que carecen de muchos de los nutrientes esenciales. Por otro lado y al margen de posibles carencias, las vitaminas pueden ser empleadas ortomolecularmente, esto es, como aceleradores de procesos incluso cuando no existe carencias de ellas.

VITAMINA A

Funciones:
Esencial para la formación de los bastoncillos de la retina.
Necesaria para la pigmentación de la piel.
Se comporta como un antioxidante.
Mantiene los epitelios en buen estado, así como las mucosas.
Mejora las funciones del sistema defensivo.
Necesaria para la buena función tiroidea.
Esencial para el mantenimiento de los órganos genitales.
Interviene en la formación del callo óseo.
Necesaria para la formación de la placenta.
Indispensable en el crecimiento, desarrollo y reparación de los tejidos gastados.

Síntomas carenciales:

Mala visión al pasar de la luz a la oscuridad.
Sequedad de la piel.
Predisposición a las enfermedades infecciosas.
Mala formación de los órganos genitales.
Enfermedades diversas de la piel, el pelo y las uñas.
Ceguera en los casos agudos carenciales.
Producción disminuida de los espermatozoos.

Utilidad en el crecimiento:
Es esencial para el correcto crecimiento de los niños, así como para el buen desarrollo de sus órganos reproductores. Interviene en la elaboración de las hormonas tiroideas responsables del crecimiento y en el buen desarrollo del feto.

VITAMINA D

Funciones:
Moviliza el calcio y favorece su precipitación en forma de fosfatos.

Síntomas carenciales:
Raquitismo.
Insuficiencia de la calcificación en los cartílagos del crecimiento.
Osteoporosis, tetania, convulsiones.
Vientre abultado en la infancia.
Irritabilidad, sueño difícil.
Tórax deformado.
Fracturas vertebrales.

Utilidad en el crecimiento:
Es la vitamina más importante para el crecimiento óseo. Aunque los cartílagos de conjunción presentan la adecuada proliferación celular en ausencia de esta vitamina no se produce la calcificación final. Se produce también un reblandecimiento de los huesos en general, mala dentición y una alteración general del metabolismo del fósforo y el calcio. Si no se corrige el déficit los daños son irreversibles al producirse una regresión de la sustancia ósea.

VITAMINAS DEL GRUPO B

Se trata de un conjunto de vitaminas que forman una familia con acciones similares, aunque cada una conserva unas peculiaridades diferentes. Dada la gran cantidad de ellas y para no extendernos en el tema, las nombraremos muy someramente, insistiendo solamente en aquellas que tienen alguna función en el crecimiento.

Funciones:
Intervienen en el buen funcionamiento del sistema nervioso, en la integridad de la piel, las funciones cerebrales, la circulación sanguínea, el buen estado del tiroides y el hígado, así como en el metabolismo de las grasas, proteínas y carbohidratos. Se le reconocen acciones también en la formación de la acetilcolina, la maduración de los glóbulos rojos, el desarrollo muscular, el buen estado de la boca y encías, la digestión y la visión.

Síntomas carenciales:
Las carencias múltiples del complejo B suelen dar lugar a problemas del sistema nervioso con temblores, parálisis y convulsiones, hepatopatías, degeneración grasa, visión turbia, alteraciones mentales incluso con demencia, anemias refractarias a otras terapias, gases, malas digestiones, faringe seca y ardiente, zumbidos de oídos, arteriosclerosis, debilidad extrema, grietas en los labios y comisuras, pies ardientes, taquicardias y dolores ciáticos.

Utilidad en el crecimiento:
Las más importantes en cuanto al crecimiento se refiere son la B-2, la cual fue considerada una vitamina clave en el crecimiento infantil, la niacina cuya carencia provoca la detención inmediata del crecimiento, la B-1 por su acción directa sobre las funciones tiroideas, la B-6 por las alteraciones del sistema muscular con atrofia incluida (además de que actúa sobre la síntesis de la hemoglobina y colabora con el triptófano en el crecimiento), el ácido pantoténico por su acción sobre el metabolismo del calcio, la biotina porque regula el peso corporal, el Paba por su acción sobre la totalidad de las glándulas endocrinas y por tanto en la secreción hormonal, y por supuesto la B-12 por su acción anabolizante al ser imprescindible en la formación y desarrollo del sistema muscular.

VITAMINA C

Funciones:
Interviene en la formación de las hormonas suprarrenales.
Necesaria para la buena formación de las células sexuales.
Necesaria para la formación del colágeno.
Interviene en el metabolismo del calcio y en la formación del hueso.
Necesaria en la formación de la sangre, las células rojas y la cicatrización de la sangre.
Imprescindible para el sistema defensivo.
Actúa sobre todas las glándulas endocrinas.
Esencial en el sistema muscular y en las funciones hepáticas.

Síntomas carenciales:
Escorbuto, encías sangrantes, hemorragias diversas, dolores de las articulaciones, anemia y mucosas irritadas.
Infecciones invernales de repetición.
Mala cicatrización de las heridas.
Anemia, cansancio.
Mala osificación.
Insuficiente aprovechamiento del hierro.

Utilidad en el crecimiento:
Es imprescindible para la buena formación y osificación del cartílago de conjunción. Su presencia es necesaria para la osificación general y el metabolismo del calcio y fósforo. Imprescindible

para la buena formación de los cartílagos y para dar robustez a los huesos largos. Sin su presencia los niños se deforman, adoptan una posición de rana y tienen hemorragias subperiósticas. También se hace necesaria para lograr una producción hormonal correcta, especialmente en cuanto a esteroides.

VITAMINA E

Funciones:
Se la ha denominada la vitamina de la fecundidad por su acción especial sobre los órganos genitales, tanto en el hombre como en la mujer.
Es un antioxidante que interviene en el metabolismo de los ácidos grasos esenciales.
Protege a la vitamina A y obra en sinergía con ella.
Necesaria en el metabolismo de músculos e hígado.
Regula el funcionamiento de la hipófisis.

Síntomas carenciales:
Criptoquirdia (testículos que no descienden).
Insuficiencia del desarrollo de los genitales externos.
Esterilidad.
Distrofias musculares severas.
Baja producción de la hormona del crecimiento.
Abortos de repetición.
Cretinismo, hipertiroidismo.
Anemia.
Alteraciones oculares.

Utilidad en el crecimiento:
Aunque su utilidad es motivo de controversia, se debe emplear siempre que exista un insuficiente crecimiento infantil, especialmente cuando sea simultáneo a un desarrollo genital pequeño, tanto en niños como en niñas.

LOS MINERALES

No solamente son imprescindibles aquellos que se necesitan en cantidades importantes, como es el caso del calcio o el fósforo, sino que también deben estar presentes en la alimentación los denominados oligoelementos. La mayoría de los minerales y oligoelementos son esenciales para el buen crecimiento de los niños y su carencia puede provocar alteraciones irreversibles sino se detectan a tiempo.

AZUFRE

Funciones:
Como sulfato o sulfuro su misión en el organismo es muy modesta, pero cuando se encuentra en forma indisoluble ligado a ciertos aminoácidos azufrados, cumple una misión esencial en la síntesis de las proteínas.
Se le encuentra ligado a la cisteína, al glutatión, la taurina, el coenzima A y a la metionina.

Tiene una gran afinidad por el hidrógeno y el oxígeno, siendo un transportador de numerosos procesos biológicos.

Es vital para que la insulina conserve su capacidad hormonal.

Está presente en las hormonas del lóbulo posterior de la hipófisis.

Interviene en la formación de las uñas y pelo.

Posee acción lipotrópica, esto es, protege al hígado de la degeneración grasa.

Forma parte de la vitamina B-1, de la biotina y de la vitamina D.

Necesario para la formación de la sustancia anticoagulante heparina.

Síntomas carenciales:
Mala formación de pelo y uñas.
Degeneración grasa del hígado.
Enfermedades de la piel.
Articulaciones dolorosas.
Anorexia, nerviosismo.

Utilidad en el crecimiento:
Por su efecto sobre los aminoácidos es esencial en todo proceso de crecimiento. También tiene un papel decisivo en la formación del colágeno, la respiración celular y el buen estado del sistema nervioso. Un balance nitrogenado negativo puede deberse a una carencia en azufre.

CALCIO

Funciones:
Su absorción intestinal está ligada a la presencia de la vitamina D y es favorecida por las ingestión de proteínas.
Como fosfato y carbonato forma parte del colágeno.
Necesario para el buen funcionamiento del sistema nervioso y la contracción muscular.
El azúcar refinado bloquea su utilización por los huesos.
Favorece el sueño.
Mejora la absorción del hierro y se encuentra ligado al fósforo y al magnesio en la misión de formar los huesos.
Regula la coagulación sanguínea, las funciones cardíacas y el pH.
Permite la regulación de las hormonas de la lactancia.
Controla la formación de la histamina.

Síntomas carenciales:
Raquitismo, osteomalacia, osteoporosis.
Tetania, convulsiones.
Crecimiento incompleto, huesos deformados.
Intranquilidad, sueño agitado.
Poca contracción muscular.
Hemorragias.

Utilidad en el crecimiento:
Es el mineral más importante en el crecimiento del hueso y la calcificación del cartílago del crecimiento.
Es imprescindible tanto a la madre que está embarazada, como en la lactancia, como indudablemente al bebé.
Su carencia en la niñez provoca huesos deformados imposible de corregir posteriormente.

COBALTO

Utilidad en el crecimiento:
Se le encuentra ligado a la vitamina B-12 y a las hormonas tiroideas, siendo útil por tanto cuando existan disfunciones de la glándula tiroides o anemias refractarias al tratamiento.
También es importante para el metabolismo de algunos aminoácidos como la metionina y la colina, así como para la formación del ADN.

COBRE

Funciones:
Forma parte de algunas enzimas con capacidad antioxidante.
Necesario para la producción de la hemoglobina.
Interviene en la pigmentación del pelo y piel.
Ayuda a la oxidación de la vitamina C.
Necesario para un buen funcionamiento del sistema defensivo.

Imprescindible para la formación de huesos y articulaciones.
Necesario para la formación de tendones y fibras elásticas.
Actúa en el funcionamiento de la hipófisis y glándulas genitales.
Participa en la formación de las hormonas esteroides.

Síntomas carenciales:
Infecciones de repetición.
Dolores articulares y óseos.
Deficiente pigmentación de pelo y piel.
Anemias ferropénicas.
Falta de crecimiento.

Utilidad en el crecimiento:
Es un oligoelemento vital para la salud del niño, no solamente de su sistema óseo sino para lograr un sistema defensivo potente.
Es imprescindible administrar suplementos en niños de piel pálida, débiles, de bajo crecimiento y que tengan infecciones repetidas con fiebre alta. Los antibióticos agudizan aún más la carencia de cobre.

CROMO

Utilidad en el crecimiento:
Ayuda en el crecimiento por su efecto regulador de la insulina y por su contribución al transporte de los

aminoácidos al sistema muscular. Imprescindible en niños diabéticos.
En el adulto ayuda a la formación del esperma.

FOSFORO

Funciones:
Es uno de los elementos indispensables para la vida y la producción de energía.
Imprescindible para la síntesis de las proteínas.
Interviene en la contracción muscular.
En unión al calcio, forma la estructura básica de los huesos.
Interviene en la transmisión de las características genéticas.
Su absorción depende de los niveles de calcio y vitamina D.

Síntomas carenciales:
Insuficiente crecimiento.
Mal desarrollo intelectual, especialmente en la memoria.
Cansancio.
Respiración débil.
Dolores musculares y óseos.
Entumecimiento de las extremidades.

Utilidad en el crecimiento:
Las carencias de fósforo suelen ir unidas a las de calcio, por tanto lo más habitual es administrar ambos minerales en forma de fosfato cálcico o dolomita. Cuando se necesiten solamente dosis

extras de fósforo se emplearán fosfolípidos como la lecitina.

Es imprescindible en los niños para un buen desarrollo dental y para evitar el raquitismo.

HIERRO

Funciones:
Es el portador de oxígeno desde los pulmones a los tejidos.
Elemento esencial en la composición de la hemoglobina.
Interviene en la síntesis de las proteínas.
Incrementa las defensas contra las infecciones y la fiebre.
Favorece el crecimiento y proporciona energía.

Síntomas carenciales:
Anemia.
Palidez de mucosas.
Hemorragias nasales.
Infecciones de repetición.
Fiebres intermitentes.
Palpitaciones, taquicardias, soplos cardíacos, vértigos.
Cansancio extremo.
Insuficiencia respiratoria.
Insuficiencia circulatoria.

Utilidad en el crecimiento:
La falta de oxigenación que provoca la carencia de hierro es causa de un crecimiento insuficiente. Los

niños con anemias ferropénicas continuadas son todos de tallas pequeñas.

IODO

Funciones:
En unión al aminoácido tirosina, forman la hormona tiroxina, la cual interviene en la distribución del oxígeno y el metabolismo.
Ayuda al funcionamiento correcto de la glándula tiroides.
Necesario en el mantenimiento del sistema nervioso, la piel y el pelo.
Estimula el crecimiento y el desarrollo.
Actúa sobre el metabolismo controlando el exceso de peso.
Mejora la absorción de carbohidratos y vitamina A.

Síntomas carenciales:
Bocio.
Retraso mental y físico.
Cretinismo.
Hipotiroidismo.
Cabello y piel secas.
Somnolencia, apatía.
Irritabilidad, depresiones.

Utilidad en el crecimiento:
La carencia de yodo en la alimentación genera no solamente un crecimiento menor, sino un deficiente desarrollo intelectual. Hay también una pérdida importante de la energía. La ingestión cotidiana de

sal marina, o en su defecto yodada, debería ser una práctica habitual en los hogares.

POTASIO

Funciones:
Mantiene a las células en equilibrio e hidratadas.
Indispensable en toda función muscular o nerviosa.
Elemento indispensable en todo proceso en crecimiento.
Regula la energía orgánica.
Actúa sobre la síntesis de las proteínas.
Regula las funciones metabólicas y la absorción de los carbohidratos.

Síntomas carenciales:
Insuficiencia cardíaca.
Edemas en las pantorrillas.
Debilidad muscular extrema.
Parálisis intestinal.
Diuresis exagerada.
Calambres, pérdida de reflejos.

Utilidad en el crecimiento:
Sin la adecuada presencia de potasio en le organismo todo el conjunto se viene abajo ya que las células necesitan este mineral para su supervivencia. Es por tanto un elemento imprescindible para el crecimiento y la salud.

MAGNESIO

Funciones:
Necesario para un adecuado equilibrio del calcio y el fósforo.
Imprescindible en la relajación muscular.
Necesario para el buen funcionamiento del sistema nervioso.
Interviene en todos los procesos energéticos.
Necesario para el crecimiento óseo y muscular.
Participa en todos los procesos de reconstrucción de tejidos.
Mejora la absorción de vitaminas y minerales.
Su presencia es necesaria para la elaboración de la mayoría de las hormonas.

Síntomas carenciales:
Dolores musculares y articulares.
Contracciones musculares de repetición, tortícolis.
Calambres y entumecimientos.
Temblores, convulsiones, espasmos.
Irritabilidad, insomnio, excitabilidad muscular.
Mal funcionamiento de la memoria.
Tics nerviosos, parpadeos, muecas.
Alteraciones en el metabolismo del calcio.
Problemas graves del carácter.

Utilidad en el crecimiento:
Por su efecto sobre el metabolismo del calcio, es imprescindible para el crecimiento. Su carencia provoca además anemia por falta de apetito y dificultad en tragar los alimentos.

MANGANESO

Funciones:
Interviene en la mayoría de los procesos enzimáticos del organismo.
Es un catalizador indispensable en cientos de reacciones internas.
Necesario para la formación adecuada de la columna vertebral.
Ayuda a producir leche materna y provocar un buen parto.
Mejora las defensas orgánicas frente a infecciones y alergias.
Necesario en la producción de la energía.
Indispensable para la buena formación del feto.

Síntomas carenciales:
Alergias de repetición.
Infecciones prolongadas.
Artritis.
Cansancio.
Poca fertilidad.

Utilidad en el crecimiento:
Su carencia puede provocar sordera en los niños y ceguera.

SELENIO

Funciones:
Es esencial para la formación de prostaglandinas.

Trabaja en sinergía con la vitamina E.
Es un potente antioxidante.
Esencial para el mantenimiento de la salud del corazón.
Esencial para la formación del semen.
Ayuda a las funciones del sistema inmunitario.
Proporciona elasticidad a los tejidos.
Imprescindible para el trofismo muscular.

Síntomas carenciales:
Infertilidad masculina.
Artrosis.
Enfermedades degenerativas.
Distrofias musculares.
Pérdida de elasticidad.
Predisposición a padecer enfermedades cardíacas.
Vejez prematura.

Utilidad en el crecimiento:
Se debe emplear siempre en unión a la vitamina E en todas las enfermedades carenciales. Previene del bajo desarrollo muscular.

SÍLICE

Funciones:
Forma parte de las arterias, tendones, cartílagos, colágeno, tráquea, piel, pelo, tejido conjuntivo y córnea.
Esencial en la formación de los huesos y cartílagos.
Interviene en el crecimiento del pelo.

Mantiene la elasticidad de los tendones y les da robustez.
Mantiene los pechos femeninos erguidos.

Síntomas carenciales:
Mal crecimiento óseo infantil.
Uñas frágiles, con manchas blancas.
Caída del cabello.
Tobillos débiles.
Articulaciones que se dislocan con facilidad.
Artritis reumatoide.

Utilidad en el crecimiento:
Ayuda a fijar el calcio y otros minerales indispensables en el hueso. Es importante su presencia para la osificación del cartílago del crecimiento. Favorece el desarrollo de una buena dentadura. Su carencia suele ir unida a la del calcio y por tanto hay una disminución del crecimiento.

VANADIO

Funciones:
Está presente en la mayoría de los tejidos.
Regula los niveles de colesterol.
Evita la caries dental.
Actúa como un antioxidante.
Mejora el metabolismo de los huesos y cartílagos.
Necesario en la formación de los hematíes.

Síntomas carenciales:
Falta de crecimiento óseo.

Caries dentales.
Alteraciones de la fertilidad.
Anemia por falta de hierro.

Utilidad en el crecimiento:
Aunque apenas utilizado para el crecimiento infantil, tiene importantes acciones en este sentido. Al ser necesario para la biodisponibilidad del hierro, mejora la oxigenación celular. También se ha comprobado su efecto positivo en el metabolismo del calcio y el magnesio, por lo que su presencia es necesaria para el crecimiento óseo y para los cartílagos.

ZINC

Funciones:
Interviene en numerosos procesos metabólicos y enzimáticos.
Participa en la formación de los ácidos nucleicos, el metabolismo del fósforo y los carbohidratos, así como en la regulación de la insulina.
Indispensable en el crecimiento por su acción sobre la hipófisis y las glándulas genitales.
Necesaria para la formación del esperma.
Interviene decisivamente en las glándulas suprarrenales, ovarios y pituitaria.
Indispensable en el sistema defensivo.
Mantiene la salud de la piel, el pelo, las uñas, la vista y el hígado.
Indispensable para la formación y efectividad de los ácidos nucleicos DNA y RNA.

Forma parte del esperma, el semen y el líquido prostático.
Necesario para el buen desarrollo muscular.

Síntomas carenciales:
Esterilidad masculina.
Impotencia.
Amenorrea.
Frigidez femenina.
Caída del cabello.
Poco desarrollo testicular.
Mala función de la hipófisis.
Alteraciones pancreáticas.
Infecciones de repetición.
Niños nacidos con taras genéticas.
Problemas de la visión.
Prostatitis.
Uñas defectuosas.
Criptoquirdia.

Utilidad en el crecimiento:
Se trata de uno de los oligoelementos más importantes para el crecimiento infantil. Aunque no tiene una acción directa sobre los huesos actúa sobre las glándulas endocrinas que regulan el crecimiento, especialmente la hipófisis. También permite un buen desarrollo genital en ambos sexos en la edad adecuada y su carencia se cree que provoca numerosos casos de enanismo. En el embarazo se producen alteraciones en el desarrollo, mala formación de la placenta y abortos

espontáneos. También se han dado casos de síndrome de Down y deformaciones.

OTROS PROBLEMAS NUTRITIVOS

Aún suponiendo que se conozcan todos los nutrientes esenciales y que se ponga especial interés en lograr que los niños tengan una alimentación correcta, es posible que ello no pueda lograrse por una larga serie de circunstancias. Por otro lado, la mayoría de las veces existen detalles o signos de atención que nos alertan del problema y hasta nos dan la solución, aunque el problema surge porque es posible que no nos demos cuenta. El mismo niño mal nutrido realiza hábitos que para un observador inteligente serían suficientes para ponerle en alerta, por ejemplo, cuando el niño se muerde las uñas es posible que nos esté indicando un problema emocional intenso que permanece en su interior, aunque también es muy probable que necesite algunos de los elementos minerales que contienen sus uñas, como pueden ser el sílice, calcio o queratina.

También se ha visto con cierto horror que algunos niños intenten comer sus excrementos, heces y mocos, y esto se interpreta erróneamente como aberraciones origen de nuestra procedencia animal, aunque la realidad es que también nos indican estados importantes de desnutrición. Del mismo modo, el comer tizas, roer las paredes o, con mucha más frecuencia, tener apetencia desmedida por algún tipo de alimento, son indicativos que nos deben poner sobre aviso y tenerlos muy en cuenta.

En el mismo sentido hay que interpretar las manías o repulsiones hacia ciertos alimentos que a nosotros nos pueden parecer necesarios en su alimentación pero que el niño rechaza incluso con vómitos, señal clara que al menos ese niño no necesita ese alimento. Decir que los pequeños deben comer carne, pescados y huevos puede constituir un error tan grande como pensar que deben comer dos platos, postre y pan como si de adultos se tratase. Una mesa familiar, con personas de diferente edad y condición física, es difícil que cubra las necesidades de toda la familia y lo más probable es que solamente sea correcta para la persona que elabora la comida, pero no para los demás.

Las opiniones del niño en cuanto a alimentación se refiere deben tenerse muy en cuenta y tratar de complacerle, tanto si rechaza reiteradamente un alimento que a nosotros nos parece extraordinario (el jamón serrano de Jabugo, por ejemplo) y que nos ha costado una fortuna, como cuando nos pide que le pongamos todos los días espaguetis, por ejemplo. Su organismo es obvio que no necesita los mismos alimentos ni la misma cantidad que el de un adulto y tampoco tiene por qué manifestar preferencia por comidas que a nosotros se nos antojan como imprescindibles para la salud.

Obligar beber leche a un niño (por aquello de que "necesita calcio") a pesar de que la rechace con vigor, es tan perjudicial para su salud como privarle que coma de postre dulces. Los pasteles o los helados puede que para los adultos preocupados por su peso no sean adecuados, pero para un niño son casi imprescindibles y constituyen un alimento muy completo que le permiten aguantar las muchas horas diarias de intenso movimiento y juego.

Otros problemas:

La consecuencia de una alimentación pensada más en las necesidades de los adultos que en las del niño, les conducen como mucha frecuencia a estados crónicos de anorexia o pérdida de apetito crónica, que el médico tratará de corregir dando estimulantes del apetito. Es posible que llegado a este punto nadie se preocupe de preguntarle con calma y sin presiones qué es lo que en verdad desea comer.
Una alimentación no adecuada para el niño, tanto en cantidad como en sabor, le causará poco a poco trastornos digestivos serios que le provocarán una desnutrición importante. Los espasmos abdominales, los vómitos, las acetonemias, los picores en la piel, el rechinar de dientes, el estreñimiento, las diarreas, el mal aliento y mil detalles más, son signos inequívocos de una mala alimentación, aunque ésta esté plagada de alimentos carísimos y exquisitos para los adultos.
Con el paso de los años y como lógicamente el niño deberá comer aunque la alimentación no sea adecuada para él, se declararán enfermedades gástricas como la estenosis esofágica, el colon

irritable, las úlceras duodenales o los gases, consecuencia de no tener en cuenta los deseos del niño o al menos las señales de alerta que su organismo nos manifiesta.

Un organismo adecuadamente alimentado se desarrolla bien, está sano y el estado emocional es alegre y fuerte. En la medida en que esto no sea así y el crecimiento sea tan defectuoso como su estado anímico, hay que pensar primeramente en la alimentación, antes que en otras causas más complicadas. El problema con el poco crecimiento de los niños es que muchas veces es irreversible.

Resumen

Estas son algunas recomendaciones generales sobre la alimentación infantil:

1. Para un bebé el mejor alimento es la leche materna.
2. Aunque posteriormente el niño sigue necesitando calcio y fósforo, no es imprescindible que tome leche de vaca; existen otros alimentos como el yogur, los helados o el queso, que pueden ser incluso más adecuados.
3. El organismo humano a partir de los 12 años de edad empieza a carecer de la renina y la lactasa, dos enzimas necesarios para digerir la leche.
4. Los cereales son un alimento extraordinario para el desarrollo del niño y mejor si son integrales.
5. La carne no es en absoluto un buen alimento para la nutrición humana.

6. Las legumbres, las frutas y las verduras son alimentos muy bien tolerados y altamente saludables, pero no hay que forzar al niño a que tome todos ellos. Hay que introducirlos poco a poco en su alimentación ya que su sabor contrasta enormemente con la de su etapa de bebé.
7. Los dulces, los frutos secos y las "chucherías", no son alimentos despreciables y pueden suponer una parte esencial en su alimentación cotidiana.
8. No hay que comer necesariamente todos los días ni la misma cantidad.
9. El agua es la bebida más importante y no puede ser sustituida por otra.
10. Evite darle zumos de frutas. Cámbieselos por la fruta entera.
11. Si puede, no le dé alimentos refinados y utilice los integrales. El azúcar blanco sustitúyalo por la miel, la melaza o el azúcar moreno.
12. Evite la carne de cerdo en su alimentación.
13. Si le da un bocadillo, por lo menos que coma el pan.
14. Si cae enfermo no le presione para que coma ; así se curará antes.
15. Nunca le de bebidas alcohólicas, ni siquiera cerveza o vino con gaseosa.
16. No suprima la sal de sus alimentos, es necesaria para que tengan buen sabor y para que se puedan digerir. Utilice sal marina.

PRODUCTOS NATURALES QUE ESTIMULAN EL CRECIMIENTO

No es extraño que en la naturaleza, en los productos naturales, podamos encontrar todos aquellos elementos necesarios para restaurar la salud perdida. En el caso que ahora nos ocupa, el crecimiento retardado o insuficiente, existen una larga lista de sustancias naturales, vegetales o de otra procedencia, que pueden estimular sensiblemente el crecimiento infantil sin ningún efecto secundario. A estos productos deberemos recurrir en primer lugar y evitar utilizar prematuramente medicamentos cuyos efectos colaterales a medio o largo plazo no están totalmente definidos.

Con los productos naturales no hay sorpresas ; la gran experiencia que tenemos con ellos durante cientos de años son la mejor garantía de sus efectos e inocuidad absoluta. En comparación con los medicamentos son algo más lentos de acción, pero mucho más eficaces a largo plazo ya que dan tiempo al organismo a que se vaya adaptando a los cambios. Además y teniendo en cuenta que vamos a tratar niños y quizás embarazadas, es muy importante no hacerles daño para solucionar un problema, la estatura, no esencial para la vida. Una persona bajita, lo mismo que una alta, encontrarán la felicidad y el bienestar en su vida si desarrollan preferentemente su estabilidad emocional.

He aquí una pequeña lista de los productos naturales más empleados para el crecimiento:

ALCACHOFA
Cynara scolymus

Contiene: cynarina, lactonas, cynaropicrina, ácidos fenólicos, flavonoides y diastasas.
También cantidades importantes de hierro, vitamina A y potasio.

Aunque no tiene una acción directa sobre el crecimiento su riqueza en minerales esenciales, así como por su acción favorable sobre las funciones hepatobiliares, hace que sean un buen remedio para estimular el apetito y favorecer el metabolismo de las grasas y carbohidratos.
Tiene no obstante un efecto sumamente interesante y es su acción sobre el metabolismo de la insulina, regulando su acción y los niveles de azúcar en sangre.
Dado que la diabetes juvenil es una de las causas más frecuentes de bajo crecimiento, se hace imprescindible emplear este alimento en los niños afectados de esta enfermedad. Su consumo diario les ayudará sensiblemente a mejorar su talla.
Se pueden consumir las flores tradicionales, aunque el mayor efecto lo tienen en el tallo y las hojas, pero dado su fuerte sabor amargo es probable que los niños la rechacen. En su defecto podemos emplear los jarabes a base de zumo de alcachofa, las cápsulas o los extractos fluidos y secos.

ALBARICOQUE

Contiene: vitamina A, potasio, hierro. Por su contenido en vitamina B-15, mejora la oxigenación tisular, además de activar las funciones de las glándulas suprarrenales. Se le reconocen propiedades para mejorar el raquitismo de los niños y activar su crecimiento.

ALGA CLORELLA

Se trata de un alga de agua dulce que se cultiva en Méjico en lagos de montaña, la cual tiene un factor denominado "de crecimiento", el cual actúa por igual en vegetales y niños. Su acción es muy intensa, bastante rápida, y la carencia de efectos secundarios hacen de este alga un complemento a la dieta imprescindible en los trastornos del crecimiento.
Se vende en forma de comprimidos, aunque también es posible encontrarla mezclada con jalea real y otros energizantes naturales.

ALGA ESPIRULINA
Spirulina maxima

Contiene: ácidos grasos insaturados, proteínas (70%) de alto valor biológico, ácidos nucleicos (DNA, RNA), mucílagos y clorofila. También la mayoría de las vitaminas, especialmente la vitamina B-12, fósforo, magnesio, potasio, selenio y fósforo.

Utilizado después de las comidas estimula el crecimiento y favorece el desarrollo muscular. Mejora el hipotiroidismo y la obesidad infantil de origen endocrino.

ALGA FUCUS
Fucus vesiculosus

Contiene: mucílagos, azúcar y bromina.
También vitaminas A, B-1, B-2, E, B-12, D-2 y C, así como potasio, magnesio, cloruro sódico, manganeso, hierro, aluminio, cobre, fósforo, litio, boro, níquel, zinc, sílice, estroncio, vanadio, molibdeno, cobalto y cantidades altas de yodo.

Se debe emplear en todos los trastornos del crecimiento relacionados con una hipofunción de la glándula tiroides, así como en el bocio y el cretinismo. Su extraordinaria riqueza en nutrientes esenciales le convierten en un complemento a la dieta de primer orden.
Puede consumirse en forma de comprimidos, en extracto o como alga seca para añadir a las comidas.

ALHOLVA
Trigonella feenum-graecum

Contiene: sapogenina, trigonelina, un 40% de mucílagos y 30% de proteínas de alto valor biológico.
También vitamina PP, C y colina.

No trate de consumirla nunca en infusión ya que su desagradable olor le echará para atrás. Estas semillas se comercializan normalmente en forma de cápsulas o en extracto, lo cual mejora su aceptación de forma radical.
Se trata de una de las pocas plantas con efectos anabolizantes demostrados, aunque su acción está más centrada en la musculatura que en la estatura.
No obstante y dado que mejora la síntesis de las proteínas también se puede encontrar efectos favorables en la talla.
Es un eficaz energizante, ayuda a engordar, estimula el apetito, combate el agotamiento nervioso, mejora la anemia y potencia las defensas naturales.
Se emplea externamente para combatir forúnculos, ganglios inflamados, abscesos, panadizos, úlceras en las piernas y diversas afecciones cutáneas, así como para gargarismos y dolores de garganta.

ALFALFA
Medicago sativa

Contiene: saponinas, clorofila, enzimas digestivos, sustancias estrogénicas y antigonadotropas.
También es rica en proteínas, grasas, hidratos de carbono y minerales como el manganeso, cobre, molibdeno, boro, cloro, fósforo, hierro, cobalto, estroncio, níquel, plomo y zinc. En cuanto a vitaminas se encuentran la K y C en cantidades altas, así como la U. También hay vitamina A, D, E, B-1, B-2, ácido nicotínico, ácido pantoténico, B-6, inositol, biotina, ácido fólico y B-12.

Como podemos observar, se trata de uno de los nutrientes más importantes de la naturaleza. Lo podemos consumir en forma de cápsulas o en semillas que se venden para germinar en casa, aunque hay ya numerosas formas comerciales que la venden ya germinadas y listas para comer en ensalada.
Tal riqueza de nutrientes suponen para el niño un aporte importante para su crecimiento, al mismo tiempo que se le han encontrado efectos notorios para el raquitismo, la anemia y como estimulante del apetito. La presencia en la alfalfa de hormona femenina lo hace muy adecuado para emplearse en niñas o en niños con pubertad precoz.
También posee efectos muy importantes contra la caída del cabello, las hemorragias, las úlceras gastroduodenales, la arteriosclerosis y la artritis. Mejora la digestión, estimula la diuresis y es una

buena ayuda para estimular la subida de leche en las lactantes.

AVENA
Avena sativa

Contiene: carbohidratos, grasas y proteínas. Sustancias estrogénicas un alcaloide denominado avenina y un componente con efecto antibiótico.
También hay cantidades muy altas de vitaminas A, E, C, K, B-2 y rutina, así como calcio, yodo, boro, magnesio, fósforo, cobalto, zinc, manganeso, aluminio, hierro y sodio.

Por su riqueza en nutrientes se empleará en todos los estados carenciales y por su contenido en estrógenos naturales en niñas de bajo crecimiento. La presencia de ácidos grasos esenciales hace que sea un fortalecedor de la membrana celular, un regularizador del sistema nervioso, un antidepresivo y que además mejore los estados de debilidad general, la falta de apetito y la concentración mental.
También posee efectos notables para mejorar el colon irritable, calmar los estómagos sensibles, corregir la acidez gástrica y el estreñimiento, así como para rejuvenecer los tejidos.

COLA DE CABALLO
Equisetum arvense

Contiene: equisetonina, equisetina, resinas, grasas y sustancias amargas. No obstante, su importancia dietética radica en su alto contenido en sílice.

Su efecto remineralizante le hace imprescindible en toda falta de crecimiento relacionada con el raquitismo o la descalcificación, así como para estimular los condrocitos del cartílago del crecimiento. Su empleo cotidiano produce un aumento lento y eficaz de la estatura, especialmente cuando el problema sea por falta de estímulo óseo.
También es eficaz contra las hemorragias nasales, la bronquitis, la tuberculosis ósea, como depurativo, la enuresis nocturna, la obesidad y como diurético suave.

DIENTE DE LEÓN
Taraxacum officinalis

Contiene: lactupicrina, taraxerol, ácido cítrico, almidón, saponinas, ceras, proteínas, citosterol, cumestrol, inulina, ácidos grasos, enzimas y taninos.
Es rico en vitamina A, sílice, hierro, fósforo, vitamina B-2, colina, vitaminas A y C, calcio, potasio, magnesio, selenio, manganeso y ácido fólico.

Es otro de los productos naturales que posee casi todos los nutrientes esenciales para la vida. Se puede consumir en ensalada empleando las hojas jóvenes, en infusión para lograr además un efecto importante como digestivo o en extractos. En Latinoamérica se emplean las raíces tostadas para elaborar una sabrosa bebida que recuerda al sabor del café, pero naturalmente con mejores cualidades para la salud.

Se empleará en todos los estados infantiles de desnutrición, incluso para las embarazadas, así como para mejorar el crecimiento del tejido conjuntivo. Favorece las funciones pancreáticas, mejora la diabetes infantil, estimula el apetito y ayuda a digerir las grasas. Se emplea también en enfermedades hepatobiliares con gran éxito y para mejorar las defensas en época de gripe.

GENCIANA
Gentiana lutea

Contiene: glucósidos amargos, azúcar fermentable, mucílagos, taninos y pectina.

Se emplea como estimulante poderoso del apetito, para lo cual hay que tomarla al menos media hora antes de las comidas principales. Es un eficaz estimulante de las funciones pancreáticas, por lo que debe utilizarse en la insuficiencia digestiva y para regular los niveles de azúcar en sangre.

Tiene efectos vigorizantes, favorece la producción de jugos gástricos, acelera el tránsito intestinal, es depurativo, elimina las lombrices intestinales y evita la formación de gases.

GERMEN DE TRIGO

Se trata de una sustancia grasa que se encuentra dentro del grano de trigo y que es eliminada, junto con el salvado, para la elaboración del pan blanco. Sin embargo es la parte más nutritiva del trigo y la que más propiedades curativas posee.
Se le reconocen todas las vitaminas del grupo B, la mayoría de los minerales y oligoelementos, una gran cantidad de proteínas y carbohidratos, así como cantidades altas de vitamina E, selenio, octacosanol y ácidos grasos esenciales.

Se emplea como aditivo nutriente en las comidas (no altera el sabor), en casos de poco desarrollo muscular, distrofias, escaso crecimiento genital masculino, insuficiente descenso de los testículos y para mejorar la función ovárica en cuanto a fertilidad se refiere.

LEVADURA DE CERVEZA

Se trata de un complemento alimentario sumamente rico en proteínas, carbohidratos, vitaminas del grupo B y minerales. Por ello es de gran utilidad como soporte vitamínico en los niños, especialmente en épocas de crecimiento intenso, en embarazadas y como depurativo para mejorar la calidad de la sangre.

Se vende previamente desamargado en forma de copos, aunque lo mejor es tomarlo en pastillas.

OCTACOSANOL

Se trata de una sustancia grasa extraída del germen de trigo, la cual posee propiedades únicas como anabolizante no hormonal para el desarrollo muscular. Por ello mejora el crecimiento en niños con poco desarrollo, ayuda a la formación testicular, fomenta la fertilidad y es un energético de gran poder.
Se vende normalmente en perlas.

ORTIGA VERDE
Urtica dioica

Contiene: ácido fórmico y acético, sitosterol, protoporfirina, corproporfirina.
También: vitamina B-2, C, K, A, ácido pantoténico y ácido fólico. Minerales como el hierro, azufre, sílice, calcio, sodio, potasio, cloro y fósforo.

Es un nutriente sumamente completo por lo que puede ser utilizado en todos los estados de desnutrición que cursen con bajo crecimiento o como suplemento vitamínico para las gestantes.
Mejora la enuresis infantil, es antihemorrágica, combate la gota y el reumatismo y elimina los olores corporales intensos. Evita la caída del cabello, mejora el sarampión infantil, ayuda a

regular las funciones tiroideas y elimina el ácido úrico.

POLEN

Contiene: Azúcares (70%), aminoácidos esenciales, potasio, magnesio, cobre, calcio, hierro, sílice, fósforo, azufre, cloro y manganeso. Además, vitaminas B-2, B-6, ácido pantoténico, ácido nicotínico, vitamina C, biotina e inositol. Acidos nucleicos, ácidos grasos insaturados, triglicéridos, fitosteroles y ceras.

Es un extraordinario nutriente, muy energético, el cual estimula todo el sistema orgánico, especialmente los ovarios y los testículos. Mejora le fertilidad, aumenta el crecimiento, favorece la calcificación, favorece el desarrollo de las mamas femeninas y la musculatura del varón, además de estimular la formación de los glóbulos rojos.

TRATAMIENTO CON MEDICAMENTOS

Según la lista de sustancias examinadas anteriormente, parece obvio admitir que serán éstas y no otras las soluciones que hay que adoptar para mejorar le crecimiento, al menos en cuanto a soluciones inocuas por vía oral. Solamente en los casos en los cuales se considere que sean insuficientes o que nos hagan perder un tiempo precioso para lograr algún resultado positivo, deberemos recurrir a la administración de medicamentos. En este sentido hay que procurar que ni los padres del niño presionen al médico para que le pongan un tratamiento hormonal, ni que el propio médico desprecie ya de antemano los tratamientos naturales que hemos analizado antes. Lo primero, según Hipócrates, es curar sin dañar.

Los tratamientos hormonales que se pueden aplicar son:
Hormona del crecimiento, estimulantes de la hormona del crecimiento, esteroides anabolizantes y otros como la clonidina.

Según las experiencias, parece ser que la mayoría de los niños a los cuales se les administra la hormona del crecimiento responden favorablemente con un pequeño aumento de la talla, tanto si el problema está causado por deficiencias hormonales como por herencia, aunque en este último caso los resultados son más modestos. De cualquier manera, el tratamiento debe administrarse al menos durante tres años.

Los niños que mejor responden son precisamente los más enfermos, por decirlo de algún modo, los que menos crecen, y su respuesta es bastante buena en poco menos de un año. Cuando el crecimiento empieza a ser uniforme y continuado se nota una disminución de los efectos de la hormona, lo que se puede interpretar como que existe un aumento de las necesidades o que de cualquier manera el crecimiento final nunca será como el de sus compañeros.

Por ello, cuando el problema sea por causas genéticas y no por otras anomalías, la respuesta será muy inferior a la deseada, ya que al no existir ningún déficit hormonal el organismo no tiene por qué responder a su estímulo. En estos casos, afortunadamente, existen otras soluciones que luego veremos, además de la administración de sustancias naturales. No hay que confundir resignación ante lo evidente, con aceptación sin lucha.

Lo difícil con las hormonas es que resulta complicado saber cuál es la dosis que se debe emplear y, mucho más difícil, cómo debe ser la posología con cada niño según van pasando los días de tratamiento. Sin embargo hay un dato empírico muy importante y es que los niños que tienen deficiencia hormonal responden muy bien a su administración, dejando de crecer cuando el déficit está ya cubierto.

También hay que valorar los efectos secundarios del tratamiento hormonal, que por supuesto no ocurren con la terapia natural, ya que pueden darse con frecuencia aumentos en los niveles de insulina, formación de anticuerpos que provocarán un retraso posterior en el crecimiento, anormalidades en el crecimiento de los huesos largos, agudización del hipotiroidismo si lo hubiera, retención de sodio, aumento de los problemas cardíacos latentes, predisposición a la leucemia y cambios en el carácter.

Por ello es importante realizar primeramente un diagnóstico exacto, calibrar si verdaderamente el niño necesita física y emocionalmente ese aumento en su estatura, ver que posibilidades existen con la administración de hormonas y sopesar las posibilidades de terapias más inocuas, aunque menos eficaces.

Los resultados estadísticos con la hormona del crecimiento son poco válidos, ya que se administra en muy pocos niños y apenas se disponen de datos comparativos. Las pruebas de "doble ciego", tan habituales con otros medicamentos, no existen con la hormona del crecimiento y solamente podemos mencionar grupos de niños tratados en una misma institución médica.

Los datos nos hablan de un crecimiento de al menos 2 cm. el primer año en la mayoría de los niños tratados, mientras que a partir de entonces la respuesta al crecimiento continuado fue menor en cuanto el número de niños. Los que siguieron respondiendo al tratamiento continuaron crecimiento como mínimo 1,8 cm. por año, llegando algunos a aumentar hasta 6 cm. Por tanto y teniendo en cuenta estas pequeñas estadísticas, podemos decir que la administración durante varios años de la hormona del crecimiento en niños deficitarios en ella, conseguía un aumento significativo de la talla final. También se observó que los mejores resultados correspondían a los niños más bajitos inicialmente y a los que se ponían el tratamiento a una edad adecuada. Los médicos especialistas en este tipo de terapia hormonal recomiendan tratar al menos durante seis meses a niños con problemas psicológicos y sociales graves que no tengan mejor solución.

Más tradicionalmente se emplean los esteroides anabolizantes, aunque en la actualidad su uso masivo está enfocado para el deporte de competición. Sus efectos como estimulantes del desarrollo muscular son notorios, de la misma manera que lo son sus efectos secundarios. Se cree que prácticamente todos los/las deportistas de élite los emplean o al menos los han empleado durante periodos variables de su carrera deportiva. Pero el mayor problema no está en su aplicación más o menos afortunada, sino en que dada la clandestinidad con la que se emplean es imposible establecer una estadística sobre sus efectos, tantos positivos como negativos.
Respecto a su aplicación en niños con bajo desarrollo estatural, sabemos que se logran buenos efectos en las patologías de origen genético

empleando oxandrolona o fluoximesterona, las cuales aceleran la velocidad del crecimiento, aunque siguen teniendo como inconveniente su acción sobre el metabolismo óseo, ya que contribuyen a un cierre prematuro del cartílago del crecimiento. Por ello se tiene tendencia a emplearla con suma prudencia en niños pequeños, aunque se baja la guardia en aquellos cuyo crecimiento está a punto de finalizar. Algunos médicos afirman que entre los efectos secundarios están las alteraciones hepatobiliares y el aumento de las mamas en la mujer.

La oxandrolona se aplica en el período prepuberal durante seis meses y dado sus pocos efectos virilizantes no parece que provoque efectos secundarios importantes. La testosterona, por el contrario, posee efectos virilizantes y solamente se emplea en niños en la pubertad, cuando el crecimiento final ya parece definitivo. Lo que se pretende es estimularles el crecimiento en una edad en la cual la baja estatura puede suponerles un problema afectivo serio. Posteriormente y aunque su estatura definitiva sea más baja que la de sus compañeros, ya habrá madurado psicológicamente lo suficiente como para que no les afecte.

También se ha empleado frecuentemente un antihistamínico conocido como Criproheptadina, el cual posee una acción estimulante del apetito, con lo cual se pretende que el niño esté mejor nutrido. El inconveniente que tiene es que induce bastante al sueño (incompatible con el rendimiento escolar) y tiene un efecto de rebote cuando se suprime que deja el apetito a niveles inferiores en relación al principio del tratamiento. Se suele comercializar unido a vitaminas y aminoácidos de crecimiento.

¿A quién hay que tratar con la hormona del crecimiento?

Desde que la hormona del crecimiento humana estuvo comercializada en cantidades suficientes, se puso en marcha un movimiento mundial de padres con hijos afectados reclamando para ellos la utilización de esta terapia. Aún siendo sumamente cara de administrar, se exigía de las autoridades sanitarias que no discriminase su aplicación en función de la posición económica de los padres. Pobres y ricos deberían tener las mismas oportunidades para normalizar su estatura.

Pero al igual que ahora, este problema ya se había dado con la cirugía estética. Si existía un tratamiento eficaz para devolver la belleza a las personas, este debía ser sufragado por la Seguridad Social para ponerlo así al alcance de todo el mundo. Posteriormente y después de muchas denuncias y recursos, la Sanidad pública dejó bien claro que solamente se aplicarían esos tratamientos tan costosos cuando estuviera en peligro la salud y la vida de los afectados. Por tanto, ni la belleza, ni la estatura, eran cuestiones de vital importancia sino apreciaciones muy subjetivas de los enfermos.

La respuesta no se hizo esperar, ya que el no estar dentro de unos cánones estéticos condiciona tanto al individuo que le puede hacer perder la salud, especialmente mental. ¿La solución?, quizás mañana.

¿Se debe tratar a los adultos con la hormona del crecimiento?

En los últimos años hemos asistido a un nuevo conocimiento sobre la hormona del crecimiento, en el sentido de que también puede ser empleada por los adultos. Parece ser que dicha hormona no solamente se segrega durante la infancia sino que sigue activa incluso en la edad adulta afectando al sistema óseo, el metabolismo, el desarrollo muscular y las funciones hepáticas y renales.

Estas son las acciones de la GH beneficiosas en el adulto:

• Estimula la síntesis de las proteínas mediante la mediación del "factor de crecimiento insulínico".
• Favorece el crecimiento en longitud de los huesos.
• Favorece el metabolismo de los lípidos y carbohidratos.
• Produce una reducción del tejido adiposo y por tanto de la proporción de grasa corporal.
• Aumenta la musculatura.
• Reduce los pliegues cutáneos y mejora las arrugas.
• Reduce la cintura.
• Aumenta la retención del nitrógeno alimentario.

- Aumenta el metabolismo.
- Aumenta la secreción de insulina.
- Reduce la proporción grasa de las arterias.
- Reduce los niveles de colesterol.
- Aumenta la filtración glomerular.
- Aumenta el volumen minuto del corazón.
- Regula la función de las glándulas sudoríparas.
- Provoca un sueño reparador y profundo.

Efectos secundarios:

- Disminuye la utilización de la glucosa.
- Reduce la tolerancia a la glucosa.
- Reduce la eficacia de la insulina.
- Aumenta la cantidad de ácidos grasos libres en sangre.
- Retiene sodio y agua.
- Aumenta la eliminación de la creatinina.
- Aumenta los niveles de calcio, fósforo y osteocalcina.
- Incrementa la cantidad de triyodotironina.
- Separa el yodo de la tiroxina.
- Eleva la frecuencia del corazón.

De todo ello se deduce que la hormona del crecimiento GH empleada en los adultos tiene dos efectos ciertamente interesantes: aumenta el volumen muscular y disminuye la cantidad de grasas acumulada en los tejidos, tanto adiposo, como cutáneo, como en arterias.

La contraindicación absoluta pueden ser los diabéticos que reciben dosis diarias de insulina. Actualmente se está empleando bastante en deportistas de élite, en sustitución de los anabolizantes andrógenos, aunque al ser considerada como doping no disponemos de datos fiables sobre sus beneficios, aunque parecen ser muy notorios en cuanto al aumento de volumen muscular.

Por todo ello y aunque su aplicación generalizada aún no está muy difundida, quizás por su alto costo y, muy probablemente, porque de conocerse sus efectos habría una demanda social muy alta, las aplicaciones en los adultos podrían ser las siguientes:

- Insuficiencia hipofisaria o de la glándula pituitaria.
- Estados degenerativos graves por cirugía, traumatismos o quemaduras.
- Insuficiencia renal crónica.
- Fibrosis quística o enfermedades pulmonares graves.
- Sida o infecciones que ponen en peligro la vida.
- Ancianos en general.
- Osteoporosis.
- Obesidad rebelde al tratamiento convencional.
- Cifras altas de colesterol en pacientes cardíacos.
- Infertilidad.
- Aumento del rendimiento deportivo.
- Pérdida de la vitalidad y la memoria.

- En pacientes irradiados para mejorar rápidamente su estado general.
- Astenia crónica, hipotensión.
- Depresiones del anciano.
- Baja resistencia al frío, extremidades frías.
- Delgadez extrema.